DE LA
MALADIE KYSTIQUE
DES MAMELLES

PAR

Pierre-Auguste-Marie BRISSÉ-SAINT-MACARY
Docteur en médecine de la Faculté de Paris,

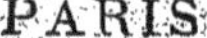

PARIS

A. PARENT, IMPRIMEUR DE LA FACULTÉ DE MÉDECINE
A. DAVY, successeur
52, RUE MADAME ET RUE MONSIEUR-LE-PRINCE, 14

—

1883

A MON PÈRE ET A MA MÈRE

A MA SŒUR

A MES FRÈRES

A MES PARENTS

A MES AMIS

A M. LE DOCTEUR BRACHET,

Médecin-major de première classe.

Hommage respectueux.

DE LA

MALADIE KYSTIQUE

DES MAMELLES

AVANT-PROPOS.

Sous le nom de *maladie kystique des mamelles*, M. P. Reclus, professeur-agrégé à la Faculté et chirurgien des hôpitaux, vient de décrire dans la *Revue de chirurgie*, du 1ᵉʳ octobre, une affection fort curieuse du sein de la femme. Cette affection n'est évidemment pas nouvelle, mais personne jusqu'ici ne lui avait assigné son véritable cadre et n'en avait donné une description satisfaisant à la fois la clinique et l'anatomie pathologique. Nous nous sommes livré à ce sujet à de nombreuses recherches et c'est le résultat de nos études que nous venons soumettre à l'appréciation de nos juges.

L'anatomie pathologique de cette maladie sera donnée plus en détail que dans le mémoire de M. Reclus. Cette étude, qui doit paraître intégralement dans les *Archives de physiologie*, de janvier 1884, est due à

M. E. Brissaud, chef de clinique médicale à la Pitié. M. Brissaud a bien voulu nous communiquer son travail; qu'il nous permette de le remercier.

Nous tenons à adresser des remerciements à M. le professeur Poncet (de Lyon). Nous lui devons deux observations tirées de sa pratique, encore inédites et présentant un grand intérêt.

Remercions également M. le Dr G. Maunoury, chirurgien de l'hôpital de Chartres, de l'empressement avec lequel il s'est mis à notre disposition. Les deux observations fort remarquable qu'ils nous a envoyées, sont tirées de sa pratique et n'ont pas encore été publiées.

Merci à nos amis Piussan et Vignalou, de l'obligeance avec laquelle il nous ont prêté leur concours dans la traduction des auteurs étrangers.

Que M. le professeur Verneuil reçoive l'expression de notre vive gratitude pour l'honneur qu'il nous fait en acceptant la présidence de cette thèse.

Quant à M. Reclus, nous le remercions comme on remercie le meilleur des maîtres et le meilleur des amis. La sympathie qu'il nous a toujours témoignée, nous fait entrevoir avec d'autant plus de regret le moment où nous ne pourrons plus profiter de ses leçons. Que notre excellent maître nous permette de lui exprimer ici notre reconnaissance pour ses bontés à notre égard.

HISTORIQUE.

Telle qu'elle est décrite par M. Reclus, la *maladie kystique des mamelles* n'a pas d'historique au sens propre du mot. Cependant, en parcourant les auteurs qui ont traité des maladies du sein, on trouve bon' nombre d'observations de kystes simples offrant les mêmes caractères cliniques que ceux décrits par notre maître. En Allemagne et en France, on trouve, d'autre part, des examens histologiques de *kystes sans tumeur* se rapprochant de bien près des descriptions de Malassez et Brissaud. Aussi, nous avons pensé que l'histoire de cette affection pouvait exister, mais scindée. Nous essayerons de la reconstituer, et pour cela nous emprunterons aux cliniciens l'*historique clinique*, tandis que les histologistes, qui ont reconnu et décrit des kystes analogues aux nôtres, nous fourniront l'*historique histologique*.

En tête se place A. Cooper. Le premier, comme on le sait, il a su reconnaître que toutes les tumeurs de la mamelle n'étaient pas des *cancers*. Dans la description des tumeurs bénignes qu'il nous a laissée, il consacre un chapitre spécial à l'étude d'une variété qu'il appelle « *hydatides celluleuses* ». L'étude de ces hydatides nous fournit quelques indications qui, pour être vagues, ne manquent cependant pas d'intérêt.

Plus tard, Velpeau traite longuement des kystes

simples de la mamelle, décrit des cas analogues à ceux que nous citons. Nous pourrons encore chez lui trouver des détails intéressants touchant le diagnostic et le traitement. Il signale la bilatéralité, mais ce n'est qu'en passant et comme pour compléter l'observation.

Dans B. Brodie, l'affection semble se dessiner davantage. Bien que sa description ne renferme que des caractères cliniques, on dirait que la question a fait un pas de plus. On voit que l'auteur anglais a su tirer parti des recherches déjà faites par son compatriote et par Velpeau, en y ajoutant le fruit de son observation et l'autorité de son jugement. Il affirme la bilatéralité dans un grand nombre de cas.

Rien de bien marqué dans Birkett. Il s'attache à critiquer certaines observations de Cooper, nous donne une description des kystes du sein, mais rien chez lui de bien caractéristique et qui semble, comme dans Brodie, se rapporter spécialement à notre sujet.

Il n'en est pas de même de Paget. Ses descriptions, si elles offrent moins de détails que celles de Brodie, ont peut-être le mérite d'être plus précises. Il nous parle de mamelles *farcies* de kystes, et il différencie ces kystes de ceux qui peuvent se développer dans le sein sous des influences qu'il détermine. Si la clinique a donné jusqu'ici ce qu'elle peut nous offrir, l'anatomie pathologique est encore bien indécise. Paget mentionne des déchets épithéliaux, mais sans aller plus loin.

C'est alors que nous entrons dans la seconde période, que nous avons appelée histologique.

SECONDE PÉRIODE.

Ici, nous trouvons en première ligne les auteurs qui ont reconnu anatomiquement l'origine épithéliale de certains kystes de la mamelle. Billroth vient d'abord avec Rindfleisch et Bruns. Le chirurgien viennois décrit une tumeur particulière de la mamelle, que plus tard Labbé et Coyne étudieront en lui donnant le nom d'*épithélioma intracanaliculaire*. Mais auparavant, il nous donne une observation fort intéressante de kystes sans tumeurs; observation que nous reproduirons plus loin. Enfin, en 1880, Billroth et son élève Klotz publient avec beaucoup de détails des observations fort remarquables d'une variété particulière de kystes de la mamelle. Leur description nous a paru présenter de telles analogies avec celle que M. Brissaud consacre à la maladie kystique, que nous la rapportons plus loin presque en entier.

En France, nous trouvons M. Malassez occupé à décrire une variété de kystes du testicule. Déjà l'existence de ces kystes peut faire prévoir que l'on trouvera des kystes analogues dans d'autres glandes du corps. C'est en 1875 que son travail paraît. L'auteur étudie la structure de la tumeur qu'il nous présente. Cette tumeur est constituée par une masse kystique, enveloppée par une coque rougeâtre; la masse kystique est formée de cavités très nombreuses, séparées les unes des autres par un tissu dense et blanc (stroma). Ce tissu se trouve autour de la masse entière; il est constitué par des faisceaux de fibrilles conjonctives et un certain nombre de fibres musculaires lisses.

Les cavités kystiques présentent un revêtement épithélial dont les cellules sont plates, polyédriques, cylindro-coniques, cylindriques avec plateau et cils vibratils, enfin caliciformes. Le contenu comprend une substance homogène, des cellules de différentes espèces et des granulations graisseuses ; pas de spermatozoïdes. La coque rougeâtre n'est autre chose que le tissu testiculaire refoulé, atrophié, sclérosé, et dont les tubes séminifères ne se laissent plus étirer.

M. Malassez désigne cette affection du nom de *maladie kystique du testicule*.

En 1876, il signalait et décrivait d'une façon très approfondie des kystes d'origine épithéliale développés dans l'ovaire et le plus souvent dans les deux ovaires. Ces kystes présentent une grande ressemblance avec ceux qu'il a décrits dans le testicule.

Après avoir décrit la *maladie kystique du testicule* et les *kystes ovariques*, M. Malassez inspire à son élève Deffaux une thèse sur l'origine épithéliale des kystes de la mamelle. Cette thèse, soutenue en 1876, montre les diverses transformations de l'épithélium des acini et leurs rapports avec les néoformations développées dans le tissu du sein.

C'est en 1876 également que paraissait un ouvrage consacré à l'étude des tumeurs bénignes du sein. MM. Labbé et Coyne présentent dans ce traité la description d'une variété d'épithélioma de la mamelle, de l'épithélioma kystique intracanaliculaire. Cette affection présentant des ressemblances avec notre maladie, nous aurons, dans le cours de ce travail, à noter les différences qui font qu'il s'agit en réalité de deux cas pathologiques bien distincts. A notre avis, les petits kystes qu'ils signalent dans le sein des vieilles femmes et qu'ils ne citent que comme de « véritables trouvailles d'amphithéâtre », sembleraient avoir bien plus de rapports avec ceux que nous décrivons.

Ajoutons que nulle part nous ne trouvons, chez les auteurs que nous venons de citer, la description de kystes existant dans les deux mamelles. La bilatéralité n'est donc pas indiquée.

CHAPITRE I.

Il nous a paru naturel de présenter dès le début l'affection dont nous avons à parler. C'est pour cela que nous plaçons ici sa description. Nous ne chercherons pas à en définir par nous-même les caractères, nous préférons laisser parler l'auteur. C'est avec un respectueux empressement que nous nous effaçons devant notre maître : non seulement c'est de toute justice, mais le sujet lui-même y gagnera, et nos juges, nous en sommes persuadé, ne nous en sauront que meilleur gré.

« Rien n'est plus commun, dit M. Reclus, que les kystes de la mamelle; il est peu de tumeurs, bénignes ou malignes, qui ne leur donnent naissance, et du fibrome au carcinome tous les tissus pathologiques du sein peuvent se creuser de cavités dont la forme, le volume et la nature varient à l'infini. Ces néoplasies sont connues : mais parmi elles cependant il est une affection fréquente, si nous en croyons notre courte expérience, et qui n'a pas encore été l'objet d'une description spéciale. Nous proposerions de l'appeler la *maladie kystique des mamelles.* »

Que M. Reclus nous permette de placer ici une remarque touchant uniquement le titre de sa maladie. Cette remarque, nous l'empruntons à M. Brissaud.

« Cette désignation, dit M. Brissaud, inattaquable au point de vue clinique, peut paraître insuffisante au point de vue anatomo-pathologique, si l'on prend l'histologie pour base de classification. Cependant, il y a un précédent qui justifie l'expression adoptée par M. Reclus. On appelle *maladie kystique du testicule* une affection qui, à beaucoup d'égards, rappelle la maladie kystique des mamelles; les histologistes savent parfaitement ce qu'il faut entendre par là. Sans doute c'est d'un épithéliome qu'il s'agit ; mais comme la marche de la maladie et la production kystique qui la caractérise n'ont que des rapports très éloignés avec les autres tumeurs épithéliales, il n'y a aucun inconvénient à employer le nom clinique de cette maladie, de préférence à celui de sa lésion microscopique. »

« Cette affection, ajoute M. Reclus, présente deux caractères bien nets : d'abord, les kystes, en nombre souvent considérable, occupent la glande tout entière. Or, d'habitude il n'en est pas ainsi, et les cavités se développent au milieu d'une tumeur sarcome, épithélioma, carcinome, qui, quel que soit son volume, n'atteint guère qu'une partie de la mamelle, saine en ses autres points. Ici, la glande est partout envahie et, de la périphérie au centre, on trouve des kystes épars dans tous les lobes.

« Le second caractère n'est pas moins singulier : dans cette affection particulière, les kystes sont bilatéraux. On sait pourtant combien sont exceptionnelles les néoplasies qui siègent à la fois dans les deux glandes; on les signale dans nos livres comme des raretés pathologiques, et il faudrait de longues recherches pour en trouver quinze exemples dans les recueils. Ici, les deux mamelles sont atteintes, et, simultanément ou consécutivement, les cavités apparaissent et se développent dans les deux seins. »

L'auteur présente alors ses observations.

OBSERVATION I.

En 1878, une dame de 35 ans nous consultait pour une tumeur que l'on trouvait, au sein gauche, vers la partie inférieure et interne ; elle était du volume d'un œuf de pigeon, arrondie, très dure et difficilement isolable du tissu glandulaire environnant. Au pourtour de cette grosseur principale, un examen attentif permettait de sentir de petites nodosités qui rappelaient les lobules mammaires injectés de matière solide.

Ces nodules se rencontraient un peu partout dans la glande, mais en plus grande abondance vers le centre, qui semblait criblé de grains de plomb. La pression ne révélait pas de douleur; à peine survenait-il de temps en temps un élancement rapide. Il n'y avait pas d'écoulement séreux ou sanguin par le mamelon. La peau était normale et souple, et la mamelle glissait facilement dans sa mince enveloppe de graisse. Les ganglions de l'aisselle étaient sains.

Nous eûmes recours au professeur Broca, qui sans hésitation porta le diagnostic de tumeur maligne. Notre maître était surtout influencé par les antécédents de famille de notre malade, dont la grand'mère était morte d'un cancer de l'utérus et dont l'oncle était atteint d'un vaste cancroïde de la face, dont il devait mourir un an plus tard.

L'opération fut décidée ; elle eut lieu au mois de juin, et la moitié inférieure de la mamelle fut enlevée. Nous y trouvâmes un kyste à contenu liquide, à parois minces, lisses, parcourues par des vaisseaux déliés et fort adhérents au tissu glandulaire, qui présentait çà et là de petites cavités de la grosseur d'un pois en tout semblables, sauf le volume, à la poche principale.

La malade, mariée sans enfant, était rhumatisante, cardiaque, très affaiblie par des fièvres intermittentes rebelles. La cicatrisation fut lente. Tout était terminé cependant et a santé paraissait s'affermir lorsque, au commencement de 1880 elle nous consulte de nouveau. Une tumeur s'était développée dans ce qui lui restait de mamelle. En tout semblable à la première, elle était entourée de petits grains durs fondus dans le tissu fibreux.

Toujours hanté par les antécédents de famille, Broca crut à une récidive ou même à une continuation d'un cancer, qu'un examen superficiel aurait fait preudre pour un kyste simple. L'ablation fut décidée et pratiquée au mois d'avril. Nous trouvons encore un kyste central entouré de kystes plus petits, à parois minces et lisses, à liquide transparent. Une fois encore on dut renoncer au diagnostic de tumeur maligne.

Un an ne s'était pas écoulé que la malade nous consultait pour le *sein droit*. Autour d'une tumeur du volume d'une noix, on constatait les petits renflements que nous avions déjà notés deux fois. Leur nombre paraissait considérable ; il y en avait jusqu'à la périphérie de la glande. Broca était mort ; nous envoyâmes notre cliente à M. le professeur Verneuil, qui nous écrivit sur la lettre de consultation : tumeur maligne, ablation rapide.

Je pratiquai cette opération au mois d'août 1880, avec l'aide de mes confrères les Drs Brissaud et Minière. J'enlevai toute la glande, dont la dissection fut assez délicate, et nous trouvâmes, selon nos prévisions, des kystes en tout semblables à ceux que nous avions observés à gauche, deux fois déjà ; des cavités à parois minces, remplies d'un liquide dont la coloration variait suivant les poches. La mamelle en était criblée et, après dissection, rappelait une grappe de raisin.

La guérison fut assez rapide ; la malade se remit très bien. Les années 1880, 1881 et 1882 ont été bonnes. Malheureusement, des pertes abondantes viennent de survenir, qui tiennent à l'existence d'une tumeur fibreuse de l'utérus. Tel est du moins notre diagnostic et celui de M. Siredey. Mais les cicatrices de la mamelle sont absolument nettes, les ganglions axillaires sont sains et rien ne fait prévoir une agression nouvelle de la maladie kystique.

« Cette observation nous avait beaucoup frappé par la multiplicité des kystes, leur dissémination, non seulement dans toute la glande, mais dans les deux glandes, leur évolution continue et l'absence de tumeur proprement dite. Nous n'avions rien lu de semblable, et les hésitations de Broca, celles de M. Verneuil, nous prouvaient qu'il s'agissait là de faits peu communs et non encore décrits. »

OBSERVATION II.

En 1882, nous fûmes consulté par une femme de 45 ans, bien portante d'ailleurs, bien réglée et qui ne pouvait nous signaler, dans ses antécédents, aucune maladie antérieure ; elle n'avait pas d'enfant, n'était pas mariée. Sa mère était morte en couches à 30 ans, son père à 74.

Au mois de mars 1882, elle reconnut par hasard, en se lavant, l'existence, dans le sein gauche, d'une grosseur survenue sournoisement, mais qui se développait vite. Je trouvai au centre de la glande, sur le mamelon, un noyau dur, ferme, élastique, du volume d'un œuf de pigeon. En même temps, je constatais, dans toute la mamelle, l'existence de grains analogues à ceux que j'avais appris à connaître chez ma première malade. Ils hérissaient, pour ainsi dire, chacun des lobes, et lorsque, déprimant la peau, on insinuait la main sur la mamelle, on sentait des nodosités jusque sous la face profonde.

Nous examinons immédiatement le sein droit, le mamelon est rétracté. Il en a toujours été ainsi, nous dit la malade. La glande ne présente point de tumeur principale, mais elle est parsemée de ces petits renflements durs, qui donnent la sensation d'une mamelle injectée au suif. Les grains abondent en tous points, mais ils sont plus saillants vers la partie interne et inférieure. Peau mobile et souple au niveau des deux glandes ; peu d'écoulement par le mamelon ; pas d'engorgement ganglionnaire.

Nous prions notre ami M. F. Terrier, de voir la malade. Il conclut, comme l'avaient fait dans notre premier cas Broca et Verneuil, à une tumeur maligne, et, sans s'expliquer sur la bilatéralité de l'affection, il conseilla l'ablation de la mamelle gauche, qui fut enlevée le 18 mai. L'opération eut des suites très simples, et la guérison fut rapide. Au mois de décembre suivant, nous extirpions la seconde mamelle, dont le volume cependant était resté stationnaire, mais que nos connaissances histologiques acquises depuis notre première opération nous faisaient considérer comme un danger permanent.

OBSERVATION III.

Observation inédite de la pratique de M. Verneuil et communiquée par
M. Tuffier aide d'anatomie de la Faculté.

Il s'agit d'une femme de 51 ans, entrée le 26 octobre 1878
à la clinique de la Pitié, pour une double tumeur des mamelles. On note chez la malade des douleurs articulaires qui
ont laissé des craquements articulaires à leur suite, une dé-
formation rhumatismale du gros orteil et des varices surve-
nues à la suite d'une grossesse.

Il y a deux ans environ, quelques mois avant la ménopause,
une branche brisée sur le genou, vint heurter violemment le
sein droit. La douleur fut très vive, et le lendemain un ec-
chymose apparut qui s'effaça au bout de quelques jours. Mais
un mois après cet accident, la femme sentit, au point frappé,
rouler sous les doigts un noyau dur, qui peu à peu grossit et
devint le siège de quelques élancements.

Quatre mois avant son entrée, une nodosité semblable ap-
paraissait spontanément dans la mamelle gauche. La tumeur
s'accrut avec plus de rapidité que la précédente. La moindre
pression y est douloureuse, et les mouvements du bras pro-
voquent des élancements. Comme toutes les pommades con-
seillées restent inefficaces, la malade vient consulter le professeur Verneuil et se résout à entrer à l'hôpital.

La mamelle droite, la première atteinte, n'est que très peu
augmentée de volume ; elle paraîtrait même normale si la palpation attentive n'y faisait découvrir, autour d'un noyau central induré, une foule de petites nodosités de la grosseur d'un
pois à celle d'un grain de raisin et qui donnent la sensation
exagérée des lobes et des lobules d'une glande en lactation.
D'ailleurs la peau est souple et mobile ; il n'existe pas d'a-
dhérences avec les parties profondes. On distingue quelques
petits ganglions dans l'aisselle, mais ils sont indolents sans
caractères bien nets.

La mamelle gauche, un peu moins grosse que la droite, présente les mêmes nodosités dures, élastiques, enchâssées dans
le tissu glandulaire, mais mobile sous la peau et sur l'aponé-
vrose du grand pectoral. Leur nombre est aussi considérable
que dans l'autre sein, mais peut-être leur volume est moindre.

L'engorgement ganglionnaire est ici manifeste, et l'on trouve dans l'aisselle, deux ou trois ganglions douloureux et gênants dans les mouvements du bras.

M. Verneuil, sans conclure d'une manière bien positive, penchait vers un double adénome. Toutefois, l'évolution relativement rapide lui fit faire de grandes réserves sur la nature de la lésion. Il se décide, devant l'insistance de la malade, à opérer et commence par le sein droit dont le volume est plus considérable. Il se contente d'amputer la glande et n'ouvre pas l'aisselle, persuadé que les ganglions qui s'y trouvent sont simplement irrités.

Les suites de l'opération sont des plus simples. La cicatrisation est rapide, les ganglions restent stationnaires, la mamelle gauche n'augmente pas de volume et la malade demande à quitter l'hôpital, promettant de revenir plus tard se faire amputer l'autre sein. Mais elle n'a pas reparu à la consultation.

OBSERVATION IV.

Observation inédite de la pratique de M. Verneuil, communiquée
par le docteur Huette, de Montargis.

Il s'agit d'une dame de 45 ans, dans la famille de laquelle on trouve plusieurs cancéreux. Depuis plusieurs mois, elle sentait une tumeur dure et légèrement douloureuse au sein droit. Elle l'attribuait à un coup. En 1881, la mamelle prit un développement plus marqué et devint plus sensible encore. Aussi la malade réclame-t-elle les soins de M. Huette, qui voulut prendre conseil de M. Verneuil.

On constata l'existence dans la mamelle droite d'une tumeur bosselée, fort dure, à limites assez indécises et qui occupait la plus grande partie de la glande. Le sein gauche d'ailleurs ne semblait pas normal, il était parsemé çà et là de petits renflements et paraissait disposé à suivre la même évolution que son congénère.

L'amputation de la mamelle droite fut pratiquée le 4 novembre 1882. La plaie cicatrisa fort bien et, dix mois après l'opération, il ne paraît y avoir aucune tendance à la récidive; la cicatrice et la région axillaire sont absolument saines. La seconde mamelle, examinée récemment par M. Verneuil, n'a subi aucun changement.

La pièce nous a été remise et nous avons trouvé au milieu d'un tissu blanc, nacré, très dur, un nombre considérable de kystes noirâtres et qui faisaient ressembler la glande à une grappe de raisin. Au centre se trouvait une cavité plus considérable, qui contenait un liquide hématique. Nous avions affaire à des lésions absolument semblables à celles que nous avions constatées dans les autres mamelles kystiques. L'examen histologique confirma cette première appréciation.

A la suite de ces quatre observations que nous avons produites, M. Reclus ajoute que M. G. Richelot, dans sa thèse d'agrégation sur *les tumeurs kystiques de la tumeur*, parle d'une glande extirpée par M. Monod, en 1875, où se trouvait un nombre considérable de kystes. Au bout de quelque temps, on s'aperçut que la seconde mamelle était atteinte d'une affection semblable, mais on n'opéra pas. M. Monod nous apprend, dit-il, que la femme mourut en 1881, d'une congestion cérébrale; il n'y avait eu ni récidive de la glande opérée, ni changement appréciable du sein respecté.

Enfin, continue M. Reclus, j'ajouterai que je fus, l'année dernière, consulté par une dame russe, âgée de 26 ans, mariée à 16 ans et qui, à 17 ans, avait fait une fausse couche. Elle n'avait point eu de nouvelles grossesses. Il y a deux ans, elle s'aperçut que ses deux seins, petits, peu doublés de graisse, devenaient durs et bosselés. Elle nous demanda notre avis, après avoir déjà consulté un de nos collègues des hôpitaux, dont le diagnostic avait été mastite chronique double.

Pour ma part, là sensation de mamelle injectée au suif, les bosselures irrégulières et leur diffusion dans toute la mamelle, la bilatéralité de la lésion, me fit penser à la maladie kystique. Malgré la compression recommandée par notre collègues, les tumeurs ne s'affaissent pas. Mais nous n'avons pas osé prendre l'initiative d'une double opération, qui eut fait ressembler notre cliente à une de ses compatriotes Skoptzy. D'ailleurs, au milieu de nos incertitudes, notre Russe regagna son pays.

ANATOMIE PATHOLOGIQUE.

Cette étude, comme nous l'avons déjà dit, est due à
M. Brissaud. L'auteur décrit les lésions des cinq mamelles qu'il a examinées ; ces lésions sont identiques
dans les quatre premières pièces anatomiques. La cin-
quième différait un peu des autres, mais seulement
par un mode particulier de la répartition et de la formation des kystes. Au fond la lésion était rigoureusement la même.

I.

Une seule description, dit M. Brissaud, pourra suf-
fire pour les quatre premiers cas.

Il faut rappeler tout d'abord qu'avant l'opération,
la palpation donnait la sensation d'une tumeur plus
ou moins étendue, plus ou moins diffuse, composée
de nodules ou de grains durs, dont les plus petits
étaient analogues aux grains glandulaires normaux.

Or, immédiatement après l'amputation de la glande,
on peut constater qu'il n'y a pas trace de tumeur là où
l'on supposait qu'il en existait une.

Au lieu et place d'une tumeur on trouve sur la surface de coupe, des kystes de volume différent à contenu liquide ou visqueux ; mais dans l'intervalle de
ces kystes le tissu propre de la glande a conservé tous
ses caractères normaux : même dureté, même résistance à la section, même coloration nacrée (au moins
dans la plus grande partie de la coupe) ; bref, la ma-

melle est saine en *apparence*, et la formation kystique surajoutée ne semble pas avoir agi sur le parenchyme glandulaire autrement qu'en le comprimant.

Cet entassement de kystes, plus compact dans une région circonscrite de la mamelle explique et justifie même le diagnostic erroné de *tumeur mammaire* porté avant l'opération. Mais si l'agglomération kystique paraît quelquefois limitée à un département glandulaire, en réalité elle ne l'est jamais.

Une série de coupes divisant la mamelle dans tous les sens, montrent qu'il y a des kystes partout, de très petits, il est vrai, bientôt disséminés, tantôt conglomérés, mais identiques par leur contenu aux kystes plus volumineux qui avaient seuls attiré l'attention.

Les kystes de grandes dimensions consistent en des poches à parois minces, non lobulées, lisses à leur surface interne. Les plus grosses sont comme un œuf de pigeon ; la plupart ne dépassent pas le volume d'une cerise ou d'un grain de raisin. Quelques-unes ont leur cavité traversée par de minces cloisons celluleuses. Leur contenu est presque toujours un liquide un peu visqueux, brunâtre avec des reflets verts, trouble et chargé de petits globules huileux comme le bouillon gras. Toujours plusieurs kystes, dans le nombre, renferment un liquide plus clair, plus transparent, de la couleur du café au lait. Enfin quelques-uns sont remplis d'une substance demi-solide, demi-liquide, sorte de bouillie athéromateuse qui tient en suspension un sable crayeux.

Tous ces caractères se retrouvent dans les kystes de petites dimensions. Cependant la plupart de ceux-ci renferment de la substance athéromateuse, et quand on presse la glande entre les doigts, on fait sourdre à la surface de section une infinité de filaments vermiformes pareils à ceux des tannes cutanés. Ces caractères ne sont pas spéciaux à la maladie kystique des mamelles ; on les a signalés de longue date dans les innombrables observations de tumeurs du sein accompagnées de kystes.

Les kystes, gros ou petits, sont beaucoup plus abondants à la périphérie qu'au centre de la glande. Cette localisation permet déjà de supposer que c'est dans les acini et non dans les conduits galactophores qu'ils prennent naissance. La répartition des grandes et des petites cavités présente elle-même un certain ordre : ainsi les grands kystes sont généralement accolés les uns aux autres ; tout autour de ce premier groupe est une zone de kystes moins volumineux, au delà de laquelle s'étend la grande zone des kystes de petit calibre (ceux qui ressemblent à des comédons, ou même ceux qui ne peuvent être reconnus au microscope). Cette disposition toutefois est loin d'être rigoureusement parfaite.

Il ressort naturellement de ce qui précède que la production morbide ne ressemble en rien à une tumeur encapsulée dans une poche de tissu scléreux. Elle est même exactement le contraire de cela puisque ce qui la caractérise c'est l'infiltration. Mais il faut encore tenir compte d'un fait anatomique de la plus haute importance, que l'examen à l'œil nu révèle du premier coup et que confirme le microscope. Nous venons de dire que les kystes étaient épars dans un parenchyme glandulaire normal. Or la mamelle a plusieurs manières d'être normale, suivant qu'elle est active ou inactive. La surface de la section d'un sein qui sécrète est absolument différente de celle d'un sein qui ne sécrète pas encore ; et un sein qui n'a pas encore sécrété ne ressemble pas davantage à un sein qui ne sécrète plus.

Les mamelles kystiques que nous avons examinées présentaient en des régions différentes ces trois aspects parfaitement distincts. Ainsi, sur une coupe de la totalité de la glande, on reconnaissait la substance dure, fibreuse et nacrée du sein vierge ; puis la substance grenue, grisâtre et lobulée du sein en lactation, enfin la substance fibro-graisseuse et à grains durs du sein flétri.

La dernière de ces cinq mamelles kystiques différait des précédentes par trois caractères principaux : 1° La petitesse des kystes ; 2° leur très grande abondance ; 3° l'égalité de leur répartition dans le parenchyme de la glande. Sur cette mamelle, il n'existait pas de gros kystes ; en revanche, les petits la criblaient comme des grains de plomb. L'identité des lésions microscopiques dans ce cas et dans les précédents était d'ailleurs aussi complète que possible.

Nous n'avons presque rien à dire du liquide des kystes. Dans les grandes poches, à contenu d'un brun verdâtre, on ne trouvait rien que des cellules tuméfiées, granuleuses, avec des globules huileux, quelques globules sanguins et du pigment en abondance. Dans les petits kystes athéromateux, on ne voyait que des granulations graisseuses en grande quantité mélangées à quelques fragments cellulaires et à des cristaux gras. Du reste tout ce qui concerne les produits kystiques des tumeurs mammaires a été étudié et décrit dans les publications de Cadiat, Coyne et Malassez. Nous n'avons rien à y ajouter. La seule

chose importante, c'est l'absence d'un produit de sécrétion qui rappellerait le liquide du galactocèle.

II.

La lésion anatomique principale étant constituée
par des kystes, il paraît logique, au premier abord, de
commencer l'étude anatomo-microscopique des pièces
par la description et l'examen comparatif des kystes
de grand et de petit calibre. On verra cependant que
l'étude des kystes eux-mêmes, ne donne que fort peu
de renseignements sur leur nature et leur mode de développement; il est préférable d'examiner d'abord le
tissu glandulaire, surtout dans les points où il paraît
le moins malade.

Les coupes faites dans les parties blanches dépour-
vues de kystes montrent, lorsqu'on les examine à un
faible grossissement, ce qui suit :

Un tissu cellulo-fibreux à mailles serrées est traversé par des fentes, la plupart assez étroites, revêtues d'une couche de cellules cubiques aplaties et
pourvues d'un petit noyau. Ces fentes ne sont autre
chose que des cavités glandulaires inactives, comme
on n'en voit guère que dans le parenchyme mammaire.

Etant donnée la faiblesse du grossissement, elles
paraissent n'avoir pas de paroi propre distincte, et on
pourrait aisément la confondre avec des lacunes lymphatiques, n'étaient leur longueur et leur terminaison
ramifiée en squelette de grappe. Mais à côté de ces lacunes, on distingue des groupes lobulés de cellules,
enfermées dans des espaces régulièrement cylindriques ou sphériques, et qui représentent évidem-

ment le même appareil glandulaire en activité. Seulement ces lobules sont moins abondants que les fentes
ramifiées, et cette différence de nombre explique que
l'aspect général de la partie examinée ait conservé
l'apparence de la glande inerte.

Si, avec le même grossissement, on examine une
coupe faite avec le parenchyme grisâtre et lobulé qui
semble représenter une portion de glandes actives, on
reconnaît que la disposition acineuse y est en effet
beaucoup plus nette que dans le cas précédent, et que
les cavités, dont le stroma est creusé en tous sens,
sont remplies de cellules plus volumineuses, cubiques
à la périphérie, polygonales au centre de l'acinus. Il
est évident, d'autre part, que ces cavités commu-
niquent entre elles suivant un ordre déterminé qui
correspond parfaitement à l'arrangement général des
glandes dites en grappes. D'ailleurs les hasards de la
coupe permettent de reconnaître, sur certains points,
des lobules glandulaires sectionnés très exactement
dans le sens de leur longueur; et alors on distingue,
aussi nettement que sur une mamelle qui sécrète, les
acini, les lobules primitifs et les lobules secondaires.
Mais l'insuffisance du grossissement ne permet pas
encore de reconnaître que ces fragments glandulaires,
malgré l'identité apparente qu'ils offrent avec une
portion quelconque de mamelle active, en diffèrent
cependant à certains égards.

Enfin, d'autres coupes font voir le stroma cellulo-
fibreux de la glande parsemé de nodules fibreux sphériques ou ovalaires, quelquefois en connexion avec
une traînée cicatricielle ou avec une lacune à épithélium indifférent; et il est impossible de ne pas reconnaître dans cette disposition les vestiges d'une acti-

vité glandulaire actuellement ralentie ou disparue. Ces nodules fibreux sont en effet absolument identiques à ceux qu'on voit sur les mamelles qui ont sécrété, mais dont la sécrétion est tarie. Elles représentent les anciens lobules ou acini transformés en tissu cicatriciel.

Cette description presque macroscopique des coupes (oc. 1, obj. 0, Vérick) ne semble donc comporter, *abstraction faite des kystes*, que des faits normaux. *L'anomalie ne consiste uniquement que dans la réunion ou la coexistence, sur une seule et même mamelle, de caractères qu'on n'observe point ensemble dans l'un ou l'autre des états physiologiques de cette glande.* Il faut remarquer aussi que la présence d'un tissu glandulaire actif, mélangé en quelque sorte avec un tissu inactif, est de nature à faire croire à l'existence d'une tumeur infiltrée. Il n'en est rien cependant, ainsi qu'on peut s'en rendre compte par l'examen des coupes vues à un plus fort grossissement.

Les parties de la glande qui avoisinent le mamelon sont celles qui paraissent avoir conservé le plus intégralement les caractères de l'état normal. Elles sont constituées (oc. 1, obj. 3, Vérick) par un tissu cellulo-fibreux traversé par des conduits aplatis légèrement, ou rarement cylindriques, et tapissés par un épithélium cubique à petites cellules. Lorsque ces conduits sont sectionnés perpendiculairement à leur axe, ils se présentent sous l'aspect de petites lacunes régulièrement circulaires que leur revêtement épithélial permet de distinguer facilement des vaisseaux sanguins. Souvent on voit de ces conduits se ramifier et se terminer par des culs-de-sac. Bref, la disposition normale de la mamelle se retrouve dans ces préparations, à de très petites différences près.

Ce qui ressort en effet de l'étude des portions les plus saines, c'est que beaucoup des terminaisons ramifiées des voies glandulaires, au lieu de se présenter sous la forme de cavités étroites et vides, sont constituées par de petites agglomérations sphériques de cellules épithéliales. Les derniers culs-de-sac sont remplis de cellules polyédriques, qui comblent en les dilatant les extrémités acineuses du système. C'est une disposition qui rappelle celle de l'épithélium mammaire dans la période fœtale. Seulement, tandis que dans la mamelle fœtale, tous les acini sont composés de la même façon, dans les préparations dont il s'agit, on ne voit qu'un ou plusieurs culs-de-sac d'un même lobule rempli d'épithélium.

Sur des préparations provenant d'une région d'apparence moins saine, dans les points, par exemple, où le parenchyme ressemble à celui d'une mamelle en lactation, les grains glandulaires à couches épithéliales multiples et superposées sont en nombre bien plus considérable. Presque tous les culs-de-sac sont constitués de la même manière. C'est exactement la disposition de la mamelle du fœtus.

Mais cette grande analogie avec l'état fœtal est loin de se retrouver partout. Ce qui fait la différence, c'est la dilatation souvent très considérable des acini dans les mamelles kystiques.

Ici, en effet, les acini et les groupes d'acini (ou lobules) n'ont pas partout les mêmes dimensions. Un lobule rempli d'éléments épithéliaux, et semblable par son volume à ce qu'on observe chez le fœtus, confine à un autre lobule, constitué essentiellement de la même façon, mais double ou triple de volume. Quelquefois même, dans un lobule, deux acini adjacents ont des capacités tellement différentes qu'ils ne semblent pas, au premier abord, représenter la même unité anatomique.

Enfin, on reconnaît en beaucoup d'endroits que ce développement insolite de l'épithélium aineux est le point de départ, non pas exclusif, mais très fréquent, de formations kystiques à contenu granulo-graisseux.

Dans un lobule bien circonscrit, on voit un acinus acquérir des dimensions relativement colossales, et les éléments épithéliaux qu'il renferme subir un commencement de désintégration granuleuse. C'est vraisemblablement à ces accumulations d'épithélium dégénéré dans un grand nombre d'acini ou de lobules qu'est due la formation de ces sortes de petits comédons d'où s'échappe à la pression une matière jaunâtre et graisseuse.

Nous venons de décrire très sommairement les deux aspects principaux sous lesquels se présentent les coupes, suivant qu'on examine une portion de glande, en apparence inerte, et une portion en apparence active. Il y a encore un troisième aspect, celui de la glande redevenue inactive ; il est caractérisé par des grains fibreux, sensibles à la palpation et visibles à l'œil nu sur les coupes.

Ces grains fibreux sont des lobules formés par une réunion d'acini dont les lumières sont rétrécies au point d'être devenues linéaires ou puntiformes, suivant le sens de la coupe, mais dont les parois, par contre, ont subi une hypertrophie très considérable. Dans un lobe ainsi constitué, on ne distingue plus qu'une série de cercles fibreux, épais, presque hyalins, adjacents ou cotangents, et traversés seulement à leur centre par un petit conduit, où deux ou trois cellules épithéliales, irrégulières et granuleuses, ont réussi à trouver place.

Quel que soit le degré d'intensité des processus qui caractérisent ces trois états des éléments épithéliaux, le stroma conjonctif de la mamelle ne présente que de très légères modifications. Nous y reviendrons d'ailleurs un peu plus loin. Actuellement, il suffit de signaler l'intégrité presque absolue du type fondamental de la glande dans la plupart des régions où on l'examine.

Si, au lieu d'étudier la mince portion péri-mamelonnaire, on considère la périphérie de la mamelle, c'est-à-dire la région kystique, on se rend compte immédiatement que les différents aspects des lobules et des acini, qui viennent d'être passés en revue, s'y confondent et se combinent dans des espaces très restreints. Dans un seul lobule, par exemple, on voit des acini fibreux, des acini normaux et des acini kystiques.

L'examen des petits kystes est plus intéressant que celui des grands dont il explique le mode de formation. Dans un lobe pris au hasard, on distingue une cavité longitudinale et sinueuse dans laquelle s'ouvrent quatre ou cinq culs-de-sac de calibre différent. Ces culs-de-sac, ou acini, sont formés d'une membrane propre, excessivement mince sur laquelle repose une couche de cellules cubiques très régulières. Immédiatement au-dessus de cette couche épithéliale sont amoncelées des cellules de toutes formes, mais vraisemblablement de même volume que les précédentes, polyédriques, anguleuses et pourvues d'un noyau très

sensible au carmin (cellules métatypiques de Malassez). Ces éléments semblent provenir d'une des-
quamation incessante de la couche épithéliale. Elles
remplissent complètement la cavité de l'acinus, et,
dans la lumière longitudinale, où s'ouvrent tous les
culs-de-sac, on les suit encore jusqu'à une certaine
distance. Quelques-uns de ces culs-de-sac ne s'abou-
chent avec le conduit central que par un orifice assez
étroit, une sorte de goulot. La distension de l'acinus,
dans de pareilles conditions d'activité de l'épithélium,
efface peu à peu les saillies qui séparent les culs-de-
sac les uns des autres; et sur certaines préparations
heureuses, on voit que le lobule tout entier n'est plus
représenté que par une cavité bondée d'épithélium
métatypique, avec des anfractuosités hémisphériques
correspondant aux anciens culs-de-sac acineux

A un degré encore plus avancé de ce processus cor-
respondent aussi les cavités kystiques de grandes dimensions qui se continuent avec un conduit galactophore de petit calibre.

Ainsi, dans beaucoup de préparations, les kystes
paraissent formés par l'effacement progressif des
saillies qui séparent les acini ; et suivant les hasards
de ce travail de dilatation de l'appareil lobulaire, on
voit proéminer dans la lumière centrale des éperons
de tissu conjonctif plus ou moins saillants, plus ou
moins analogues à des papilles. Mais il n'y a pas à
comparer cette disposition pseudo-papillaire aux végétations denditriques signalées par Cornil et Ranvier dans les tumeurs proprement dites de la mamelle,
dans le sarcome en particulier.

Ainsi, de petits kystes, assez régulièrement sphériques, sont remplis par des cellules métatypiques.

Cependant ceux-là sont l'exception. En efiet, lorsque les cavités ont acquis une certaine dimension, la masse cellulaire reste d'abord accolée à une portion restreinte de la paroi, et se désagrège ensuite peu à peu : le reste de la poche se remplit de liquide. Cette apparition d'un espace libre dans le kyste résulte-t-elle de la résorption des éléments métatypiques ou de leur régression granulo-graisseuse? On peut discuter. En tout cas, les kystes de grand volume semblent bien être le résultat d'une sorte de sécrétion séreuse ou muqueuse, — à n'en juger que par l'aspect de la couche épithéliale, à cellules cylindriques, qui les tapisse dans presque toute leur étendue (*cellules muqueuses; épithéliome mucoïde*).

A mesure que ces kystes grossissent, on voit en effet leur paroi fibreuse s'épaissir ainsi que leur membrane propre (celle-ci a quelquefois quinze μ d'épaisseur); et dans une seule et même cavité on distingue *toutes les formes d'épithélium* que Malassez a décrites dans les épithéliomes kystiques. Il suffit de mentionner le fait sans recommencer la description. Seul l'épithélium à cellules vibratiles nous a toujours paru faire défaut.

Faut-il, d'après ce qui précède, admettre que tous les kystes, dans la maladie que nous étudions, se produisent aux dépens d'un lobule tout entier, par la fusion et le développement en surface de ses acini? Nous ne le pensons pas; attendu que certaines préparations font voir des kystes déjà volumineux dans des lobules où les acini sont relativement indemnes, et où par conséquent le développement n'a pu se faire exclusivement par l'épanouissement des acini. Il faut au contraire admettre que dans un lobule en prolification épithéliale un seul acinus peut s'accroître, indépendamment de ses voisins ; il n'est pas non plus indispensable que le col de cet acinus soit bien étroit pour que la dilatation kystique s'effectue, sinon il s'agirait toujours de kystes par rétention, ce qui n'est pas. Et il est évident que, dans une période indéterminée de la maladie, le processus épithélial a une tendance marquée à s'accuser par les formations kystiques, dans les points même où la rétention (d'origine épithéliale ou d'origine interstitielle) n'a pas de raison d'être.

En résumé, les lésions histologiques que nous venons d'exposer consistent essentiellement dans une activité pervertie des acini glandulaires. Cette activité plus ou moins intense, plus ou moins rapide suivant les régions, donne au parenchyme sectionné des aspects divers ; mais c'est toujours un parenchyme presque normal en apparence qui constitue la totalité de la glande. Le tissu interstitiel est sain et les voies galactophores sont simplement modifiées dans leurs dimensions et dans leur contenu. Quant aux kystes, absolument indépendants, quant à leur origine du stroma cellulo-fibreux, ils sont le résultat ultime du même travail épithélial qui a tout d'abord provoqué la dilatation des acini et des lobules.

Il ne nous resterait plus qu'à signaler quelques altérations dont les conduits galactophores sont le siège. La principale de ces altérations est une prolifération épithéliale analogue à celle des parties sécrétantes ; parallèlement, la paroi est épaissie jusque dans le mamelon, et est infiltrée de noyaux abondants. Ces lésions se produisent sans doute en même temps que celles des lobules. Il n'y a pas à attribuer celles-ci aux premières ni réciproquement. L'appareil tout entier subit aux mêmes moments la même influence, et suivant les différences de structure, les différentes portions de l'appareil réagissent à leur façon. Ainsi les cellules épithéliales qui tapissent les galactophores, au lieu de se présenter sous la forme cubique, comme dans l'état de lactation, s'accumulent en grandes masses dans ces conduits et s'y montrent avec tous les aspects des éléments métatypiques. En même temps on voit, dans la paroi, une multiplication plus ou moins profuse de cellules arrondies, de petites dimensions et munies d'un gros noyau.

En somme, qu'il s'agisse de la portion sécrétante ou de la portion excrétante de la glande, partout on retrouve le même caractère général d'irritation fonctionnelle, avec des variantes suivant les localisations. Dans le mamelon d'ailleurs, aussi bien que dans le corps de la glande, certains galactophores, soumis aux mêmes influences, présentent les signes d'une inflammation proliférative, une dilatation de leur calibre et transformation fibreuse de leurs parois.

III.

Les ganglions ont toujours été trouvés rigoureusement sains.

Quant à l'intégrité du tissu interstitiel de la mamelle, il en a déjà été question, mais il y a deux restrictions à faire.

Si l'on envisage sur une préparation vue à un faible grossissement, le tissu cellulo-fibreux qui sépare plusieurs grains glandulaires, on constate d'abord que ce tissu est sain. Mais si, avec un plus fort grossissement, on limite son examen au lobule lui-même, on voit que tous les acini sont en quelque sorte encerclés dans

une série de lames cellulo-fibreuses sur lesquelles l'é-
pithélium paraît reposer immédiatement. Dans les
espaces géométriques laissés libres par ces cercles cotangents, sont accumulés des éléments en travail de
prolifération active. Là, peut-être sont des cap.llaires
sanguins dont la sclérose péri-acineuse a fait dispa-
raître la lumière. En dehors de cette sclérose circonscrite à la région des lobules glandulaires, le tissu interstitiel n'est pas altéré ; les cellules et dépenses
interposées aux lames fibro-conjonctives sont même
conservées indemnes.

Sur d'autres points, les lobules sont moins nettement isolés les uns des autres par ce tissu cellulo-
fibreux. Celui-ci présente quelques modifications très-
importantes. Entre les cul-de-sac acineux, l'infiltration cellulaire est plus abondante, et par places, elle
prend une disposition telle qu'on peut croire à un envahissement des lymphatiques. On voit, en effet, des
espaces triangulaires remplis d'éléments irréguliers,
à gros noyaux, comparables aux cellules métatypiques
qui remplissent les cavités voisines. La différenciation
des éléments en question est cependant trop peu pro-
noncée pour qu'on puisse rien affirmer relativement à
l'infiltration lymphatique. Il faut aussi tenir compte de
ce fait que les espaces triangulaires où ces cellules
sont accumulées sont beaucoup trop voisins des culs-de-
sac pour être considérés sûrement comme des lymphatiques.

Les lymphatiques du parenchyme mammaire sont,
en effet, séparés des acini par une lame de tissu der-
mique assez épaisse, et ici les culs-de-sac et les espaces
sont en bon nombre d'endroits presque en contact. Il
serait très utile de pouvoir être affirmatif sur ce point.

En tout cas, si la propagation du processus épithélial se fait à un moment donné dans les lymphatiques ou dans les mailles du tissu conjonctif, le retentissement ganglionnaire est singulièrement tardif.

Enfin, il ne semble pas que la tendance invariable de ce travail véritable soit, comme dans certaines tumeurs, l'envahissement progressif du stroma et la généralisation. Nous en avons la preuve dans l'atrophie scléreuse de certaines lobules, et il ne peut pas s'agir là de l'atrophie normale qui fait suite à la lactation, puisque nous l'avons observée chez une femme vierge.

Nous croyons utile de résumer cette longue étude et, pour cela, nous allons transcrire la note rédigée par M. Reclus, d'après la préparation de M. Malassez.

« Les lésions ne sont point partout les mêmes, et l'on peut, dans la glande étudier successivement : 1° une région fibreuse voisine du mamelon ; 2° une région d'aspect adénoïde ; 3° une région d'aspect adénoïde avec petits kystes visibles à l'œil nu ; 4° enfin la région des grands kystes.

« La région d'*aspect fibreux* qui avoisine le mamelon est traversée par les conduits galactophores, dont les uns ont une apparence normale, tandis que les autres sont dilatés, et parmi eux il en est dont le tissu cellulaire sous-épithélial est infiltré de petits éléments ronds qui forment là une sorte de gaîne plus ou moins épaisse, suivant les points, et qui semblent témoigner d'un certain degré d'irritation superficielle. L'épithélium, du reste, est à peu près normal.

« La région *d'aspect adénoïde* nous montre d'abord les lobules qui ont subi une transformation fibreuse plus ou moins complète. Les acini ont en partie disparu, et ceux qui persistent sont séparés les uns des autres par d'épaisses travées de tissu conjonctif. Mais à côté de ces lobules étouffés par cette hypertrophie fibreuse, il en est d'autres dont les cavités glandulaires : acini et conduits, sont, au contraire, dilatées et forment de petits kystes révélés par le microscope. L'épithélium n'est plus cubique, comme à l'état normal; les cellules en sont très développées et s'accumulent par place en petites végétations.

« Ici, le tissu fibreux semble atrophié, et certaines cavités ne sont séparées que par une cloison conjonctive très mince, une simple lamelle que la moindre pression pourra déchirer. De là à une fusion de deux cavités, il n'y a qu'un pas, et l'on comprend facilement le mode de formation des kystes plus volumineux. Les portions fibreuses occupent un espace plus restreint que les portions kystiques. La première paraît être la lésion primitive; l'apparition de la seconde serait même de date beaucoup plus récente. Il y aurait donc deux phases, l'une caractérisée par un processus fibreux, et l'autre par un processus épithélial.

La région, *d'aspect adénoïde, à petits kystes visibles à l'œil nu* présente, à côté des lobules étouffés par l'hypertrophie du tissu fibreux et des cavités glandulaires dilatées que nous venons d'étudier, des kystes beaucoup plus volumineux et dont la plupart semblent dus à l'agrandissement des conduits galactophores. Ils sont tapissés par un épithélium à grosses cellules granuleuses, au-dessous desquelles on distingue, par places, la prétendue couche musculaire sous-épithéliale. Parfois l'épithélium remplit la cavité comme on l'observe dans l'épithélium intra-glandulaire. Mais il ne semble pas s'être fait encore d'irruption épithéliale dans le tissu conjonctif avoisinant, et partout les masses épithéliales sont emprisonnées par la membrane propre des cavités glandulaires.

« La région des *grands kystes* est caractérisée par des cavités, dont quelques-unes peuvent atteindre les dimensions d'un œuf de pigeon.

« Ces kystes semblent résulter de la dilatation des kystes précédents, de la rupture des parois intermédiaires et de la fusion des diverses cavités.

« En effet, on trouve sur les parois des pointes, des sortes d'éperons, vestiges probables d'un cloisonnement antérieur. L'épithélium qui tapisse les cavités est tantôt très aplati ; tantôt, au contraire, il est très développé et s'élève en végétations qui proéminent dans l'intérieur du kyste ».

Ajoutons que s'il fallait classer l'affection au point de vue histologique, la grande abondance des kystes et les variétés d'altération de l'épithélium permettraient de la faire rentrer dans la catégorie des *épithéliomes kystiques*. De plus, dit M. Brissaud, la bilatéralité de la lésion est un fait qui la rapproche des tumeurs ovariennes kystiques, tumeurs auxquelles Malassez et de Sinéty ont consacré une étude si consciencieuse. Disons en terminant, ajoute le même auteur, que la désignation histologique qui nous paraît répondre le plus exactement aux faits observés est celle d'*épithéliome kystique intra-acineux*.

NOUVELLES OBSERVATIONS.

OBSERVATION V.

Maladie kystique du sein gauche. Amputation du sein.
par M. le professeur Poncet (de Lyon).

Mme B..., maîtresse de pension, âgée de 42 ans, se plaint depuis six mois surtout de douleurs dans le sein gauche. Ces douleurs augmentent au moment des règles, un frottement, une pression légère les provoque. Depuis six mois est survenu un gonflement de la glande, mais depuis dix à douze ans au moins, la malade qui ne peut préciser davantage, souffre du sein gauche. Son attention a d'autant mieux été éveillée relativement au côté gauche, qu'elle avait eu il y a dix-huit ans, à la suite de couches, de nombreux abcès du sein droit qui l'avaient obligée à *allaiter exclusivement avec le sein gauche* et qu'il lui semblait que l'organe autrefois malade aurait dû être de préférence le siège de phénomènes douloureux.

Au mois de janvier 1880, elle s'aperçut pour la première fois d'une tuméfaction occupant la partie supérieure de la glande. Lorsque M. Poncet vit la malade, au mois de juin de la même année, la tumeur avait le volume d'un œuf de poule, elle était dure, un peu rénitente, mais sans fluctuation appréciable ; au pourtour quelques lobules étaient indurés, augmentés de volume. Peau normale, non adhérente. Palpation douloureuse, ganglion dans l'aisselle correspondante (rien du côté du sein droit). Aucun signe de cachexie.

M. Poncet porta le diagnostic de *fibro-adénome kystique*, et en présence de l'évolution assez rapide de la tumeur, des phénomènes douloureux dont elle était le siège, conseilla l'ablation.

Anesthésie avec l'éther le 6 juin 1880. M. Poncet croyant se trouver en présence d'un néoplasme bénin, limité à une partie circonscrite de la glande, fit une incision de 10 centimètres, suivant le grand diamètre transversal de la tumeur.

En procédant à la dissection des lèvres de la plaie, il ouvrit la tumeur principale qui était kystique; un liquide séreux, couleur café dilué, s'écoula en notable quantité. Il essaya alors d'enlever le kyste, mais dès les premiers coups de bistouri donnés dans l'épaisseur de la glande qui paraissait saine, d'autres cavités kystiques vidèrent leur contenu de même couleur, paraissant être de même nature. Modifiant alors son plan opératoire, il enleva la glande en totalité.

La mamelle était comme farcie de petits kystes, du volume d'un pois à celui d'une amande, renfermant tous le même liquide; une assez notable épaisseur de tissus sains les séparaient les uns des autres, et rien sur le vivant ne semblait révéler leur existence.

La paroi de ces kystes était lisse, uniforme, on eut dit de petites graines de raisin noir enchâssées dans la tige glandulaire (la pièce a été remise au laboratoire d'anatomie de la Faculté).

Les suites de l'opération furent des plus simples; un mois après, la malade quittait la maison de santé, complètement guérie. M. Poncet a revu cette malade le 4 décembre 1883, trois ans après l'opération — il n'existe aucune trace de récidive — point de ganglion saillant.

Depuis quatre mois, la malade ressent dans le sein droit, à la partie supéro-externe, des douleurs qu'elle compare à celles qu'elle a éprouvées dans le sein gauche. A la palpation, on sent à ce niveau une induration manifestement appréciable. Rien dans le reste de la glande. Etat général excellent.

OBSERVAVION VI.

Maladie kystique du sein gauche ; amputation totale du sein droit remon-
tant à vingt-trois ans ; amputation du sein gauche, par M. le professeur Poncet (de Lyon).

Mme G..., âgée de 58 ans, a été amputée du sein droit il y
a 23 ans, par M. le professeur Desgranges, pour une tumeur
de même nature, dit-elle, que celle qui l'amène dans le cabi-
net de M. Poncet.

Depuis trois ou quatre ans environ, douleurs dans le sein
gauche, augmentation progressive de volume. Actuellement,
aucune trace de récidive à droite, point de ganglions, état général excellent.

A gauche, sein déformé, notablement augmenté de volume.
A la partie supérieure, saillie plus appréciable, tumeur tendue, paraissant fluctuante; point de ganglion.

Douleur à la pression et par le frottement des vêtements,
plus vive au moment des règles.

M. Poncet porte le diagnostic de fibro-sarcome kystique et
conseille l'amputation totale de la glande.

Opération le 3 mai 1882, après anesthésie avec l'éther.

Le tissu glandulaire a perdu en grande partie ses caractères, il est remplacé par un tissu plus friable, grisâtre, d'apparence sarcomateuse. Sur nombre de points, de nombreux
kystes remplis d'un liquide café foncé, sont disséminés dans
le tissu; une de ces tumeurs kystiques répondant à la saillie
rénitente constatée sur la malade, renfermait 100 grammes au
moins d'un liquide de même coloration et formait une véritable hématocèle. (La tumeur a été remise au laboratoire de
la Faculté.)

Trois semaines après l'opération, la malade était guérie.

M. Poncet a revu cette malade le 30 novembre 1883. A cette
date, aucune trace de récidive. Etat général parfait.

OBSERVATION VII.

Maladie kystique de la mamelle ; ablation ; développement d'une tumeur
du côté opposé, par M. G. Maunoury, chirurgien de l'hôpital de
Chartres.

En avril 1880, le Dr Martin (de Levée) me fit voir une de

ses clientes, Mme T..., âgée de 47 ans, qui portait une tumeur dans le sein gauche. Cette dame a eu, il y a dix-huit ans, un enfant unique qu'elle a allaité ; il n'y eut alors aucun accident du côté des seins. La menstruation a toujours été régulière, mais depuis quelques mois il y a de ce côté de légères modifications qui semblent annoncer une ménopause prochaine.

Il y a un an la malade s'aperçut qu'elle avait dans le sein une tumeur ; cette tumeur a toujours été mobile, de temps en temps elle était le siège de douleurs vagues, mais il n'y a pas eu de véritables élancements ; depuis quelque temps elle augmente assez rapidement de volume. Il n'y a jamais eu aucun écoulement séreux ou sanguin par le mamelon.

Actuellement on sent au-dessous et en dehors du mamelon du sein gauche, une tumeur grosse comme un œuf de poule, dure, bosselée, paraissant bien limitée, mobile sous la peau et sur les parties profondes, sans modification de coloration de la peau. En plusieurs autres points de la mamelle on sent sous la peau de petites masses dures, grosses comme des pois secs. Pas d'engorgement ganglionnaire. Pas de teinte cachectique.

Après cet examen je porte sans hésiter le diagnostic de squirrhe ; ce diagnostic a d'ailleurs été déjà fait par plusieurs médecins auxquels la malade s'est adressée.

Le 3 mai 1880, je pratique l'ablation totale du sein ; les tissus incisés présentent une vascularisation très riche, ce qui exige de nombreuses ligatures au catgut : la plaie est suturée et au bout de quelques jours elle est complètement réunie par première intention. Je dois toutefois noter qu'après cette cicatrisation complète on sent sous la peau une collection liquide, grosse comme un œuf de poule, qui ne peut être qu'une collection de sang et qui doit être rapprochée de la vascularisation excessive des tissus divisés lors de l'opération. Cette collection disparaît d'ailleurs peu à peu.

La tumeur enlevée n'est pas un squirrhe ; c'est une masse presque exclusivement kystique. Elle est constituée par la réunion d'une demi-douzaine de kystes dont la grosseur varie de celle d'un haricot à celle d'une noix et qui renferment, les uns un liquide séreux limpide, les autres un liquide blanchâtre comme du pus. A une certaine distance se trouve dans la glande un autre petit kyste isolé. La paroi de ces kystes est en rapport avec un tissu dur, nacré, criant sous le scalpel,

parcouru par de nombreux vaisseaux, ne ressemblant nullement à du tissu cancéreux, mais paraissant bien plutôt être
du tissu fibreux.

Je n'avais plus revu la malade que son médecin avait, à
plusieurs reprises, soignée pour des douleurs névralgiques du
cou et de l'épaule, lorsque, à la fin d'octobre 1883, elle revint
me voir et me raconta qu'un an environ après son opération
elle avait senti dans la partie supérieure de la mamelle du
côté droit, une petite masse dure, ronde, indolente, grosse
comme un pois. Cette grosseur augmenta peu à peu, tout en
restant complètement indolente spontanément ou à la pression. En janvier 1883, cet accroissement devint plus rapide,
en même temps apparut sur la paroi interne du creux axillaire un petit ganglion gros comme un haricot, qui n'a pas
augmenté de volume depuis. Vers le mois de mars, la menstruation qui avait toujours été régulière a complètement
cessé.

En septembre, la tumeur qui jusque-là était restée absolument indolente, est devenue très douloureuse, soit spontanément; soit au toucher; depuis ce temps elle est souvent le
siège d'élancements très aigus qui apparaissent spontanément
ou bien lorsque la malade marche, ou qu'elle se retourne la
nuit dans son lit, ou enfin lorsqu'elle touche à sa tumeur;
ces douleurs restent d'ailleurs limitées à la glande. Pas
d'amaigrissement sensible.

Etat actuel: La cicatrice de la première opération du côté
gauche est blanche, parfaitement souple, sans adhérences
profondes, absolument irréprochable en un mot. L'épaule
qui pendant les mois qui ont suivi l'opération, était raide et
douloureuse, n'a pas encore recouvré tous ses mouvements,
la malade ne peut élever le bras tout à fait horizontalement
et elle est obligée pour se peigner d'incliner la tête sur le côté.
Cette conséquence fâcheuse est d'autant plus remarquable
que la réunion a été immédiate et que lors de l'opération on
n'a touché ni au creux axillaire, ni, autant qu'il m'en sou-
vient, au muscle grand pectoral.

Dans le sein droit il existe, dans la moitié supérieure de la
glande une tumeur parfaitement mobile sur les parties profondes et sous la peau, développée dans l'épaisseur même de
la glande, du volume d'une mandarine, aplatie, à surface
bosselée, paraissant être de consistance ligneuse, sans aucune

fluctuation; toutefois, la recherche de cette fluctuation est
assez difficile à cause des vives douleurs que détermine la
pression exercée sur la tumeur. Le reste de la glande est in-
tact, on y sent un grand nombre de culs-de-sac glandulaires formant de petits grains durs. Sur la paroi interne du
creux axillaire, un petit ganglion indolent sus-indiqué.

Si je ne considérais que les signes physiques, la marche et les douleurs lancinantes, je n'hésiterais pas à
porter le diagnostic de cancer, mais en raison des antécédents, je pense qu'il s'agit là d'une maladie kystique de la mamelle, et j'ai l'intention de pratiquer
l'ablation si la tumeur augmente trop rapidement de
volume et si elle reste douloureuse.

OBSERVATION VIII.

Communiquée par M. G. Maunoury.

Maladie kystique de la mamelle; début semblant remonter
à 33 ans.

Mlle G..., âgée de 53 ans, demeurant aux environs de
Chartres, bien portante d'habitude mais névropathe à un
très haut degré, reçut à l'âge de 20 ans un coup sur le sein
droit. A la suite de ce léger traumatisme elle éprouva quelques douleurs qui attirèrent l'attention de son médecin du
côté du sein, où il constata la présence d'une petite tumeur.
Il la conduisit alors à Paris, consulter Roux qui aurait dit
qu'il existait dans le sein une tumeur bénigne, grosse comme
une aveline, dont il conseilla l'ablation qui fut refusée.

La malade ne souffrit plus pendant une longue suite d'années; toutefois, plusieurs médecins qui la virent ordonnèrent
des toniques et regardaient le sein de temps en temps. Elle
ne s'est pas aperçue que cette glande grossissait et en tout cas
il n'y avait aucune douleur.

Il y a environ huit ans, en soulevant une chaise, elle
éprouva une légère douleur dans le sein droit; quelques mois
après elle sentit un jour quelque chose crever en ce point et sa
chemise fut mouillée par un liquide incolore qui s'écoula en

assez grande abondance. Mon père qui la vit alors constata
l'existence dans le sein d'une tumeur grosse comme le poing,
dont la malade semblait ignorer l'existence.

La tumeur continua à grossir peu à peu sans donner lieu à
autre chose qu'à de la gêne. Je vis la malade pour la première
fois en septembre 1882; je constatai alors qu'elle avait dans
le sein droit une tumeur grosse comme la tête d'un enfant
d'un an, très lourde, retombant sur la paroi thoracique, ex-
trêmement mobile sur le grand pectoral, et présentant 12 à
15 bosselures au niveau desquelles la peau adhérente, tendue,
amincie comme une feuille de papier et présentant une coloration gris bleuâtre due à la transparence, semble menacer
de crever à chaque instant. Au niveau de chacune de ces bosselures, la fluctuation est très nette, mais elle ne se transmet
pas d'une bosselure à l'autre.

Entre certaines de ces bosselures, on sent un tissu de con-
sistence ligneuse, comme si les différents kystes étaient séparés les uns des autres par des travées fibreuses. Le mamelon
est profondément déprimé.

Aucun engorgement ganglionnaire. Peu d'amaigrissement.
La menstruation n'existe plus depuis deux ou trois ans.

Le sein gauche que j'examine, assez légèrement d'ailleurs,
me paraît parfaitement sain.

Je diagnostique une maladie kystique de la mamelle, et je
propose l'opération, qui est refusée.

En novembre 1882, on m'appelle de nouveau ; le plus gros
kyste vient de crever, le liquide qui s'est échappé est de couleur claire un peu roussâtre; la peau, amincie, offre un per-
tuis, et elle est à ce niveau affaissée sur une cavité vide, mais
la tumeur n'a pas très notablement diminué; le volume qui
s'est rompu devait être à peu près celui d'une petite orange.

En novembre 1883, je revois la malade; la tumeur est un
peu plus grosse, mais elle a toujours le même aspect. J'examine plus attentivement le sein gauche; la malade me dit
qu'il y a trois ans elle a reçu un coup sur ce sein, et qu'à la
suite il y a eu un peu de suintement sanguin par le mamelon. Depuis cette époque, il lui semble qu'elle a deux petites
boules dans cette glande. Je sens, en effet, très près du mamelon, en dedans et en dehors de lui, deux petites nodosités
grosses comme des pois qui sont douloureuses à la pression.
Le reste de la glande ne présente absolument rien d'anormal.

Il n'y pas trace d'engorgement ganglionnaire ni d'un côté ni de l'autre.

OBSERVATION IX.

Voici une note qui nous a été communiquée par M. Leprévost, interne des hôpitaux.

L'an dernier, une femme de 49 ans environ, vigoureuse, grasse et présentant l'aspect d'une parfaite santé, entrait dans le service de notre excellent maître, M. Tillaux, à l'hôpital Beaujon, pour une tumeur volumineuse du sein gauche. La région mammaire n'est, à proprement parler, point déformée, seulement il semble que la mamelle gauche soit le siège d'une sorte d'hypertrophie qui a respecté la forme de l'organe. On pourrait comparer le sein de cette malade à celui d'une femme récemment accouchée et qui n'a pas encore allaité.

Le sein est tendu, gonflé. A son niveau, la peau est normale, mais sillonnée de nombreuses veines bleuâtres. La palpation donne une rénitence très marquée ; en aucun point il n'y a fluctuation. La surface de la tumeur paraît assez unie, cependant sur quelques points on observe quelques bosselures arrondies. La peau semble amincie, elle n'adhère pas à la tumeur. De même, celle-ci peut être légèrement mobilisée sur le plan musculaire sous-jacent.

Il n'existe pas d'engorgement ganglionnaire.

Cette femme raconte que sa tumeur a débuté il y a plusieurs mois, et a insensiblement augmenté de volume. La marche a été en tout semblable à celle d'une tumeur qu'elle portait au sein droit, et qui a été enlevée quatre ans auparavant par M. Tillaux, à Lariboisière.

Le sein droit manque, en effet, et son ablation a laissé une cicatrice blanchâtre, gauffrée, mais parfaitement saine.

M. Tillaux incline à penser qu'il s'agit, dans le cas présent, d'une mammite chronique, et recommande de pratiquer sur cette tumeur une compression méthodique. Celle-ci fut continuée pendant plusieurs semaines, mais sans aucun résultat, et M. Tillaux se préparait à intervenir chirurgicalement, quand la malade mourut d'une affection intercurrente (érysipèle et pneumonie).

L'autopsie montra que cette tumeur de la mamelle était constituée par une agglomération de kystes, en nombre considérable, et de volume très variable, les kystes étaient remplis d'un liquide citrin légèrement filant. Les ganglions étaient parfaitement sains.

OBSERVATION X.

Communiquée par le docteur Cluzeau, de Gisors.

Maladie kystique des mamelles ; ablation du sein gauche ; sein droit également atteint.

Mme F..., 42 ans, mariée à 20 ans, pas d'enfants, très nerveuse, mais bonne santé habituelle, vient me trouver le 17 septembre dernier, pour me montrer une petite tumeur du sein gauche, dont elle s'est aperçue il y a quelques semaines seulement.

Je constate à la partie postérieure du mamelon, une tumeur de la grosseur d'une noisette, dure, élastique, et laissant une légère douleur après la pression nécessitée par l'examen.

En prenant le sein dans la totalité, on trouve quelques grains disséminés dans toute l'étendue, et auxquels je ne prête qu'une médiocre attention.

Je recommande à la malade de revenir me revoir dès qu'elle s'apercevra que la tumeur grossit.

Le 5 octobre, Mme F... vient me retrouver, la tumeur est grosse comme une noix, la peau n'est pas adhérente. La malade ressent parfois des élancements douloureux qui vont s'irradiant vers l'aisselle. Les antécédents sont excellents. Le père est mort d'accident à 50 ans, la mère est âgée de 87 ans, deux frères et deux sœurs en bonne santé. J'adresse la malade à M. le professeur Verneuil, qui conseille l'ablation de la tumeur si les élancements douloureux continuent.

Le 10. La tumeur augmente, les élancements deviennent intolérables, l'opération est décidée et pratiquée le 14, par M. Verneuil, qui est surpris du développement que la tumeur a pris en neuf jours. Elle est grosse comme un œuf de poule et accompagnée d'un empâtement qui s'étend vers l'aisselle et qui fait craindre qu'il y ait des ganglions engorgés. L'incision faite en conséquence nous permet de constater l'absence d'engorgement ganglionnaire. M. Verneuil, pour éviter toute récidive que lui faisaient craindre les petits grains dont j'ai parlé, se décide à enlever la mamelle en totalité. L'examen pratiqué par MM. Reclus et Brissaud, prouva qu'il s'agissait d'une mamelle atteinte de maladie kystique. Le nombre des cavités était très considérable et sur la coupe leurs ouvertures juxtaposées donnaient à la glande l'aspect d'un nid de guêpe. C'était bien « la mamelle en passoire » décrite par quelques auteurs. Il n'y avait pas de kystes très volumineux. Les plus gros atteignaient à peine les dimensions d'un pois.

Après cette constatation, le Dr Reclus m'écrit pour me demander de faire l'examen du sein droit, me disant que très probablement j'y trouverai une tumeur analogue à celle du sein gauche.

Le 30 octobre, je trouve en effet une petite nodosité, grosse comme un pois, à la partie supérieure du mamelon, et une autre grosse comme une noisette à la partie externe. Ces nodosités sont dures, élastiques, mobiles sous la peau. Pas de ganglions dans l'aisselle. La pression ne provoque aucune douleur. On ne trouve pas dans ce sein les petits grains que j'ai constatés dans le sein gauche.

Le 15 novembre, nouvel examen ; je constate une augmentation de volume.

Le 6 décembre, la nodosité qui avait la grosseur d'un pois à celle d'un œuf de pigeon, la seconde est grosse comme une noix. La pression est douloureuse.

Si le développement des tumeurs continue, il est probable qu'il faudra enlever ce sein droit comme on a enlevé le gauche dont la cicatrisation est à peine complète.

OBSERVATION XI.

Voici une note qui nous a été communiquée par M. Monod.

Kystes simples des deux seins. Ablation du sein gauche.
Guérison (M. le D^r Ch. Monod, professeur agrégé à la Faculté et chirurgien des hôpitaux).

Mlle S..., âgée de 47 ans, se présente à moi, en novembre 1883, portant dans le sein gauche une petite tumeur dont elle demande à être débarrassée.

Elle en fait remonter le début à deux mois ; mais en l'interrogeant de plus près, on apprend que, depuis quinze ans déjà, elle a constaté la présence dans le sein d'une petite nodosité, grosse comme une dragée, à laquelle elle ne faisait aucune attention.

Depuis deux mois le volume de cette petite tuméfaction augmente et inquiète la malade.

Elle occupe le segment supérieur et externe du sein. Son volume est celui d'une noix verte de moyenne grosseur. Elle donne aux doigts la sensation d'une tumeur dure, rénitente, presque solide.

La peau est absolument saine à son niveau ; elle glisse avec la plus grande facilité sur la tumeur sous-jacente. Celle-ci jouit elle-même d'une extrême mobilité, elle fuit sous le doigt à la façon des souris articulaires (gelenkmäuse) des Allemands, à cette différence près qu'elle n'échappe jamais à la vue ni au toucher. Le sein est en effet remarquablement petit et atrophié, le tissu cellulaire sous-cutané absolument dépourvu de graisse. Aucune gêne, ni douleur. Pas de ganglions de l'aisselle.

On ne constate dans les autres parties du sein aucune tuméfaction semblable. Mais dans la mamelle droite, au voisisage du mamelon, on délimite facilement une petite tumeur grosse comme une noisette, tendue et rénitente comme celle du sein gauche, mais où la fluctuation est moins contenue.

Mlle S..., affectée d'une scoliose datant de l'enfance, d'aspect un peu chétif, petite et maigre, est cependant toujours d'une bonne santé. Elle est habituellement bien réglée. La tumeur paraît se tuméfier légèrement à chaque époque menstruelle.

L'opération fut pratiquée le 10 novembre 1883. Après un instant d'hésitation bien motivé par le petit volume de la tumeur et par les caractères d'une production absolument bénigne, je m'étais décidé à faire l'ablation de tout le sein, me conformant en cela à une règle de conduite générale qui ne comporte guère d'exceptions. Bien m'en prit, comme on va le voir.

L'opération ne présenta aucune particularité digne d'être notée. Suture et pansement de Lister. Réunion par première intention sans aucun incident.

L'examen de la pièce montra que la tumeur principale avait

tous les caractères d'un kyste simple du sein : tumeur entourée de tissu glandulaire normal, se composant d'une poche dont les parois se confondent avec les parties voisines, et d'un contenu liquide, séreux, jaunâtre, qui s'échappe avec force à l'incision de la membrane enveloppante.

En examinant le sein enlevé, par sa face profonde, on découvre une seconde tumeur, de plus de moitié moins volumineuse que la précédente, mais présentant absolument les mêmes caractères. On ne trouve pas, à l'œil nu, du moins, d'autres kystes semblables disséminés dans le sein. Je ne sais encore quel renseignement l'examen microscopique nous aura donné à ce sujet. Cet examen n'est pas achevé à l'heure où j'écris ces lignes.

CHAPITRE II.

DISCUSSION DE LA MALADIE.

Avant d'arriver à la symptomatologie de la maladie kystique, il nous a paru intéressant de montrer par quelles phases semble avoir passé la connaissance de cette affection. Cette sorte de retour en arrière semblera peut-être hors de propos ; peut-être cependant nous offrira-t-il l'occasion de signaler de temps en temps quelques indications, quelques aperçus dignes d'une mention. En somme, les observations de M. Reclus ne sont qu'au nombre de quatre ; nous-même n'en ajoutons que sept. Ne se pourrait-il pas que, dans certains cas particuliers, la même affection ait revêtu des caractères tant soit peu différents de ceux qu'on lui a assignés ? Voilà une question qui mérite, ce nous semble, d'être élucidée.

Dans son Traité des maladies du sein, Cooper (1) nous dit que la maladie hydatique présente deux périodes. Dans sa première période, cette affection offre des points de ressemblance avec l'inflammation chronique simple, mais elle s'en distingue par la présence de douleur à la pression. D'ailleurs, l'état satisfaisant de la santé générale indique que l'affection est entièrement locale.

(1) Cooper. Œuvres chirurgicales, trad. Chassaignac et Richelot, 1837.

Dans la seconde période, alors que la fluctuation existe, on la reconnaît encore à l'indolence de la tumeur, et, de plus, à l'existence de plusieurs points de fluctuation distincts les uns des autres. Mais le meilleur moyen d'arriver à un diagnostic précis consiste à faire une ponction dans le kyste. Le chirurgien est éclairé immédiatement sur la véritable nature de la tumeur par les caractères du liquide qui s'écoule, et qui, au lieu d'être purulent, consiste dans une sérosité limpide.

Nous ne citons cette description que pour ce qu'elle vaut, car nous restons pèrsuadé que l'auteur a souvent cru à tort observer des kystes simples, alors qu'il s'agissait de kystes développés dans une tumeur. C'est l'opinion que l'on se fait en parcourant ses observations. Mais, dans le nombre des observations qu'il présente, il en est qui, à notre avis du moins, semblent se rapporter à la maladie kystique, et particulièrement les observations 457, 460 et 461.

Pour lui, lorsque le diagnostic est fait et que l'opération a été jugée nécessaire, on doit enlever, sans exception, tous les noyaux d'induration et d'engorgement que présente le sein, car ils sont le siège d'un kyste ou d'un globule ; et si un seul kyste est laissé dans les tissus, ce kyste, continuant à se développer, déterminera dans la portion restante de la mamelle une tumeur hydatique.

Le pronostic de la maladie hydatique est des plus bénins pour Cooper, car, dit-il : « Un puissant motif de consolation pour les femmes qui sont atteintes de la maladie hydatique de la mamelle, c'est que cette affection ne détermine point l'altération des autres

tissus ou organes, qu'elle ne se propage point par voie
d'absorption, qu'elle n'a aucune tendance à envahir
les parties qui avoisinent le sein, et qu'elle ne s'accompagne d'aucune maladie analogue dans d'autres
régions du corps. *Je dois ajouter que je n'ai jamais vu
les deux mamelles affectées en même temps.* »

Après Cooper, il est naturel de citer Velpeau. Ce
dernier, dans son Traité des maladies du sein, s'ex-
prime ainsi au sujet des kystes séreux : « Je suis persuadé que quelques-unes des observations que A. Cooper et M. Warren rapportent à des tumeurs hydatiques appartiennent, au contraire, à des kystes séreux.»
A notre tour, si nous ne craignions de paraître par
trop prétentieux, nous dirions que, dans beaucoup
d'observations de kystes séreux, séro-sanguins ou
séro-muqueux de Velpeau, nous avons cru reconnaître la maladie kystique. On peut en juger, d'ailleurs,
en lisant ces observations.

Nous adressions à Cooper le reproche d'avoir parfois confondu les kystes sans tumeur avec les kystes
développés dans une tumeur; nous pourrions le répé-
ter à l'égard de Velpeau. Il dit pourtant à un moment
donné : « Les kystes du sein forment deux classes :
les uns sont simples ou essentiels; les autres font partie de quelque autre maladie, de quelque autre tumeur de la mamelle. » Mais cette confusion apparaît
lorsqu'on parcourt ses observations, car on s'aperçoit
qu'à côté d'observations de kystes simples, il en donne
d'autres où les histologistes modernes affirmeraient
manifestement l'existence d'une tumeur.

Comme on le voit, ici comme dans Cooper, c'est à
une description générale qu'il nous faut emprunter
des caractères se rapportant à une espèce particulière.

Très souvent il nous arrivera de citer textuellement. Cette façon de faire offre des désagréments, mais elle nous évitera le reproche d'avoir transformé les descriptions selon les besoins de notre cause.

« Quelquefois uniques, nous dit Velpeau, les kystes séreux sont souvent multiples dans la même mamelle ; quelques-unes des tumeurs de cette espèce que j'ai rencontrées étaient constituées par des loges ou des vacuoles de dimensions très diverses. Dans un cas, le kyste principal, qui contenait environ 40 grammes de sérum, était entouré de six autres kystes secondaires, dont le plus petit aurait à peine contenu un petit pois, et dont d'autres égalaient à peine le volume d'une noisette ; le tout représentait une sorte de grappe ou d'éponge, à cloisons épaisses, qui en eut facilemeat imposé pour une tumeur hydatique aux yeux d'un esprit prévenu. »

Au point de vue de l'étiologie, ces kystes, d'après Velpeau, surviendraient en général sans cause appré·cable. Ils auraient été observés chez des femmes de tout âge et de toute constitution. Ces tumeurs ne s'accompagnent pas de douleurs, ne sont aperçues le plus souvent que par hasard ; « aussi, les malades sont-elles dans l'impossibilité d'en retrouver le point de départ ». Velpeau signale la lenteur dans leur accroissement : « La plupart d'entre elles se développent avec tant de lenteur qu'elles restent un temps infini avant de dépasser le volume d'une noix ou d'un petit œuf. » D'après cet auteur, le pronostic serait très favorable, ces kystes « ne pouvant jamais dégénérer en tumeur maligne. »

Comme traitement, il indique les divers révulsifs et résolutifs employés habituellement déclare que l'in-

jection iodée seule peut réussir très bien dans les cas
d'un kyste unique. « Quand il y a plusieurs kystes, il
faut, dit-il, avoir recours à l'*extirpation*,» Après avoir
parlé des cas où il existe un seul kyste, il dit en effet :
« D'autres fois, la tumeur est constituée par une collection de petits sacs ou de cellules, tantôt très rapprochées, comme groupées en forme de grappe, tantôt
disséminées et sans limites précises; de sorte que de
simples incisions, des sétons, des excisions distinctes,
des injections, etc., ne leur seraient point applica-
bles. »

Au point de vue du diagnostic, Velpeau signale les
difficultés que l'on éprouve souvent dans les cas d'un
seul kyste, « soit que ses parois soient épaisses ou
qu'elles soient tendues par le liquide », alors qu'il faut
se prononcer sur l'existence d'un kyste ou d'une tumeur solide. « Dans ces cas, dit-il, il faut pratiquer
l'extirpation. »

La bilatéralité n'avait pas échappé à Velpeau, et en
voici la preuve. Après avoir raconté qu'en 1840 il fit
une injection iodée dans un kyste que la femme d'un
médecin de Bourgogne portait dans son sein gauche,
injection qui fut suivie de la disparition de la tumeur
en trois semaines, il ajoute : « Mme C..., qui, deux ans
auparavant, s'était aperçue de *bosselures secondaires* à
quelque distance de sa tumeur, est revenue à Paris en
1843, avec un *nouveau kyste dans chaque sein* ». Cooper
niait la bitéralité; Velpeau la note en passant.

Nous ne résumerons pas ce que dit cet auteur au
sujet des kystes séro-sanguins et séro-muqueux. Ce
sont les mêmes caractères, savoir : multiplicité, lenteur dans l'évolution, sensation de bosselures roulant
les unes sur les autres entre la peau, qui est mobile et

normale, et le plan profond constitué par le grand pectoral. La santé générale est conservée. Et cela se comprend, puisque, pour Velpeau, tous ces kystes, qu'ils soient séreux, séro-sanguins ou séro-muqueux, invoqueraient la même cause : un épanchement de sang ou de lymphe, produit par simple fluxion ou sous l'influence d'un coup, dans les tissus de la mamelle. Selon l'ancienneté de la lésion ou le degré de résorption de certains éléments du sang, on aurait alors l'une des trois variétés qu'il a décrites. Avant de quitter cet auteur, nous désirons faire remarquer qu'il insiste particulièrement sur la multiplicité de ces kystes dans la même mamelle, sur leur petit volume et sur la sensation de corps solide qu'ils donnent à la palpation. Il dit également que : « Les tissus naturels du sein ne semblent avoir souffert que mécaniquement, et restent des années sans dégénérer, sans subir d'altérations notables aux voisinages des kystes. »

Comme les kystes séreux et *hydatiques*, les kystes séro-sanguins ne paraissent se rattacher à aucun vice général de constitution ; tout au plus pourrait-on en accuser un état particulier du sang chez les femmes dont l'utérus ne fonctionne pas régulièrement. Ils constituent donc une maladie locale. N'ayant rien de malin, ils offrent toute sécurité pour l'avenir une fois qu'on en a débarrassé les malades.

L'extirpation est le traitement qu'il faut leur opposer quand ils sont nombreux, par conséquent, dans la grande majorité des cas.

Passons maintenant en Angleterre. Nous y trouvons Brodie (1), en train de décrire une affection du

(1) Brodie. In Pathology and Surgery. (Lectures illustratives of various subjects), London, 1846.

sein de la femme, qui n'aurait pas été décrite jusqu'a-
lors. A peine, d'après lui, si on peut la soupçonner
dans les descriptions des auteurs qui l'ont precédé.
Certainement ce n'est pas Brodie qui a fixé la question,
mais nous verrons que les caractères qu'il assigne à
sa maladie sont déjà assez précis, et qu'en somme la
description de la *maladie kystique* est ébauchée. Mais
laissons-le parler : « L'affection dont je vais parler est
une affection du sein de la femme. Elle est d'un grand
intérêt à divers points de vue ; et d'abord en ce que,
bien qu'elle ne soit pas d'une essence maligne, elle est
sujette, à une époque avancée de son évolution, à être
confondue avec le carcinome. Elle ne se rencontre pas
fréquemment dans la pratique hospitalière, et je crois
même que je n'aurais pas su tracer son histoire exacte,
si je n'avais eu recours qu'à mon expérience de l'hôpital. On rencontre fréquemment cette affection dans la
pratique privée ; cependant, je n'ai vu aucune description dans les livres qui corresponde à ce que j'ai observé moi-même sur son évolution. »

Cela s'explique, ajoute l'auteur anglais, parce que
l'affection revêt des caractères tout nouveaux à mesure
qu'elle progresse, si bien qu'observant la maladie à la
période du début (cas jeunes de Brodie) et à une période plus avancée, sans avoir étudié les changements
intermédiaires, on est incapable de reconnaître l'identité de cette affection dans les deux cas.

Et un peu plus loin :

« J'ai dit qu'il n'était pas fait mention de cette maladie dans les auteurs : cependant, je ne veux point être
incompris. La description qu'Astley Cooper a donnée
de sa mamelle hydatique a été, ce semble, puisée dans
les cats *dits jeunes* dont je vous parle ; il y a aussi

quelques allusions dans le Traité des affections de la mamelle, dernièrement publié par M. Velpeau. »

Voici maintenant quels sont les caractères de cette maladie. La première indication perceptible de l'affection est une tumeur globulaire occupant le tissu de la mamelle et mobile sous la peau dans une certaine étendue. Parfois il y a une seule tumeur, d'autres fois il s'en trouve deux, trois ou bien davantage. L'examen du sein sur la malade ne peut nous permettre *de déterminer le nombre exact de ces kystes*; c'est seulement quand ils ont atteint un certain volume qu'ils sont perceptibles à travers la peau. Dans la plupart des cas l'affection est limitée à une seule mamelle, *bien qu'il ne soit pas rare de trouver les deux seins atteints d'une façon similaire.*

D'après Brodie, à la période du début (dans les cas qu'il appelle *jeunes*), les kystes seraient petits et ne renfermeraient que du sérum. A une époque plus avancée, il semble, dit-il, qu'il s'ajoute quelque chose de plus à ce sérum. Une matière colorante paraît teinter ce liquide, et il peut être alors verdâtre, brun, noirâtre, parfois même tout à fait noir. La quantité de liquide est variable. Le kyste peut être assez petit pour n'en contenir qu'une goutte, comme aussi à une période plus avancée le même kyste est capable d'en renfermer plusieurs onces. Pour Velpeau, comme on l'a vu, le liquide, d'abord coloré, deviendrait séreux à un âge plus avancé.

Il ne faudrait pas croire que Brodie parle de kystes développés dans une tumeur. Il ajoute, en effet. « Dans deux cas, où je crus opportun de disséquer la mamelle atteinte de cette affection, je trouvai de petits kystes composés d'une mince membrane et contenant du sérum. Ils avaient envahi sans règle aucune la totalité du tissu glandulaire, les parties intermédiaires de la mamelle se présentant dans un état *parfaitement sain et normal.* Je ne pus découvrir autre chose. » Et plus loin : « Il semble qu'on ne puisse avoir le moindre doute sur l'origine de ces kystes, formés vraisemblablement par la dilatation des tubes lactifères. »

Si l'anatomie pathologique laisse beaucoup à désirer, il semble du moins que les caractères cliniques et macroscopiques se rapportent à ceux de la maladie de M. Reclus.

Le diagnostic, d'après l'auteur anglais, paraît, en général, assez facile. La forme globulaire de la tumeur, l'impression que le liquide contenu dans un kyste donne aux doigts, fournissent le plus souvent les éléments d'un diagnostic facile à un *âge jeune* de l'affection. Au cas où un léger doute se présenterait, il suffirait d'introduire un fin trocart ; il n'y a à cela, dit-il, aucune contre-indication et, dans quelques cas, c'est absolument nécessaire. Parfois, cependant, la tumeur est si profondément située et se trouve dans une couche de tissu glandulaire telle, que souvent une personne inexpérimentée peut, tout d'abord, méconnaître sa nature et croire à une tumeur (*médullaire*) ou à un *abcès chronique,* ou à autre chose qu'à ce qui existe réellement.

La santé générale ne serait pas altérée et la malade n'éprouverait aucune souffrance. « Dans certains cas, on trouve certaines sensations nervuses désagréables, qui peuvent détourner l'attention vers une autre partie du corps. »

Jamais Brodie n'aurait trouvé cette affection à l'âge de la puberté, elle serait rare après la première moitié de la vie. Enfin, « je suis porté, dit-il, à penser qu'elle est plus fréquente chez les femmes célibataires que chez celles qui sont mariées. »

Le pronostic serait longtemps favorable, la tumeur n'évoluant que très lentement et ne pouvant gêner à un moment donné que par suite de l'accroissement exagéré d'un kyste. Seulement arrive la seconde période et alors apparaissent les accidents.

On se demande en lisant la description que Brodie consacre à cette seconde période, si le chirurgien anglais n'a pas fait ici une confusion, ou bien s'il aurait été à même d'observer de ces cas que les examens histologiques de Brissaud font redouter. Brissaud, a, en effet, trouvé des cellules migratrices en train de dissocier le tissu conjonctif péri-acineux : phénomène qui peut, d'après les théories de Malassez et Waldeyer, faire craindre à une échéance plus ou moins longue, l'apparition du cancer. Mais nous ne voulons rien trancher, et nous préférons livrer à l'appréciation de nos juges les propres paroles de Brodie.

« Une autre période arrive enfin, où l'affection prend un formidable et dangereux aspect. La peau, en quelques endroits plus tendue et amincie, devient là enflammée et s'ulcère. Un ulcère intraitable et saignant en est la conséquence. Alors un des kystes, plus distendu que les autres, s'ouvre, évacuant son contenu. L'ouverture peut se cicatriser, mais c'est pour se former de nouveau ; et cela peut se reproduire à plusieurs reprises, jusqu'à ce qu'enfin une tumeur fongueuse apparaisse à travers l'orifice. Et ici se soulève ce problème : quelle est la nature exacte de ces changements, qui, par une opération graduelle, transforment finale-

ment une collection si futile et si simple, à son début,
en une maladie si compliquée et si extensible. »

Et, à ce propos, Brodie rapporte deux observations
de la seconde période de sa maladie. Bien qu'elles
soient fort intéressantes nous ne voulons pas les reproduire de peur de rendre fatigante cette étude déjà trop
longue.

Si maintenant nous consultons d'autres auteurs anglais, et Birkett (1) en particulier, nous n'apprenons
pas grand'chose. Dans un article intitulé : « Plusieurs
kystes de la mamelle contenant du liquide, » il divise
les kystes en deux catégories, suivant les qualités du
contenu.

Dans la première classe le liquide est muqueux,
trouble, de teinte verdâtre, et exhalant une odeur très
fétide.

Dans les cavités de la seconde classe, le liquide est
glaireux, visqueux : c'est du sérum de teinte rougeâtre.

La cause des kystes de la première classe est due à
une condition morbide des conduits ; telle est, dit-il, la
caractéristique de cette affection.

La seconde classe est celle des vrais kystes séreux.

Tous ces kystes se développeraient ordinairement à
la période moyenne de la vie, chez les femmes mariées
ou non mariées, fécondes ou stériles.

La santé générale ne serait pas altérée, le plus souvent il n'y aurait pas de douleurs. L'affection peut atteindre la glande entière ; les kystes peuvent être situés sous l'aréole, à la périphérie de la glande ou dans
sa profondeur, à la surface postérieure, comme aussi

____

(1) Birkett. Diseases of the breast, 1850, p. 90 et suiv.

ils peuvent être confinés à un de ses lobes seulement.

Aspect extérieur du sein. — La peau ne change pas d'aspect à moins qu'un kyste ne s'enflamme et ne se mette à suppurer. La glande peut être saillante ou bosselée : cela dépend de la position des kystes sous-jacents.

La palpation révèle plusieurs tumeurs de dimensions variables, dures, mobiles. La fluctuation peut être perçue dans certaines poches, pas dans d'autres, et toute la glande peut être ainsi indurée.

Les ganglions ne seraient pas atteints et la durée de l'affection serait ordinairement longue.

Au sujet du traitement, Birkett se prononce pour l'extirpation et rejette comme insuffisants tous les autres moyens.

Son anatomie pathologique se réduit à bien peu de chose. Le tissu de la mamelle, dans une partie de la glande, est induré autour d'un kyste qui contient un liquide trouble, verdâtre et très fétide. Il existe aussi de petits kystes, isolés ou agglomérés dans d'autres parties de la glande, et contenant un liquide opaque, jaunâtre ou verdâtre. A un examen attentif, on voit que quelques-uns de ces kystes semblent communiquer entre eux.

Ces données, il faut en convenir, sont trop vagues pour nous offrir un véritable intérêt et mériter de nous arrêter plus longtemps. Il n'en est pas de même de Paget (1). Ce dernier, en effet, signale des kystes multiples développés dans une mamelle saine. Dès le début, il limite son sujet.

« Dans aucun organe, dit-il, la formation des kystes

(1) Paget. Lectures on surgical pathology. London, 1853, vol. II.

n'offre plus d'importance que dans la mamelle. On
peut y rencontrer toutes les variétés : je parlerai seulement des kystes séreux.

« Quelques-uns de ces kystes proviennent de la
dilatation de conduits ou de portions de conduits ».

Il élimine les kystes qui se forment durant la lactation, kystes qui, dans ce cas, ne contiennent que du
lait. Après cela, il signale les kystes qui renferment
soit un liquide séreux, soit un liquide coloré par le
sang ou par diverses matières de façon à produire des
liquides verts ou presque noirs. Pour lui, la meil-
leure preuve que ces kystes proviennent de la dilatation des conduits glandulaires, c'est qu'il est facile de
pénétrer dans leur cavité à l'aide d'une soie de san-
glier introduit dans un conduit galactophore.

« Je crois avec M. Birkett, dit-il, que la majorité
des kystes de la glande mammaire sont formés à la
manière des kystes rénaux, avec lesquels ils ont quelque ressemblance ».

« Les cas les plus notables, ajoute-t-il, de kystes
mammaires, sont ceux dans lesquels toute la glande
s'en trouve farcie. On peut les trouver avec une glande
tout à fait saine; mais il est plus fréquent, à mon avis,
de les rencontrer avec une glande *resserrée* et légèrement indurée : état qui, indépendant des kystes, apparaît semblable à la cirrhose du foie et a, je crois, été
nommé *cirrhose de la glande mammaire*. Sa coïnci-
dence avec les kystes prouve son étroite relation avec
cet état ridé et contracté du rein granuleux dans lequel se rencontrent si fréquemment les kystes rénaux ».

Les kystes, dans ce cas, sont ordinairement de petit
volume, à parois minces, pleins d'un liquide jaunâtre,
brun verdâtre. Ce liquide est, en général, trouble, de

couleur et de densité variables ; toutefois, sa densité
ne dépasse pas celle du sérum. Ces kystes ne sont pas
placés par groupes, mais sont dispersés au hasard à
travers toute la glande ; leurs parois, quoique minces,
sont tendues et résistantes, très adhérentes au tissu
glandulaire environnant. De semblables petites cavités sont parfois trouvées en relation avec du tissu *dur*
de la mamelle. M. Hunter, dans ce cas, les nomme
« *hydatides cancéreux* ». Mais, dans ces circonstances,
leur relation propre apparaît non avec le cancer, mais
avec cet état ridé de la glande qui existe avec lui.

Dans cette affection de la mamelle, il n'y a pas de
raison de croire à la malignité, bien que la coexistence du cancer ne soit point rare. Cependant, le
diagnostic avec le cancer n'est pas toujours clair, et
bien des seins ont été enlevés dans cette incertitude.

« Une femme de 50 ans avait, dans la mamelle gauche, immédiatement au-dessous de la peau, une petite
tumeur ovale et mobile. Cette petite tumeur était
ferme, mais non dure, et en dehors d'elle, dans la di-
rection de l'aisselle, on découvrait deux ou trois nodosités à peine plus volumineuses qu'un pois et
tout à fait dures. Dans l'aisselle, un ganglion en-
gorgé. La mamelle était molle, flasque et tombante.
La tumeur occasionnait parfois quelques douleurs, et
un liquide sanguinolent s'écoulait souvent par le mamelon. Le plus jeune enfant de la malade avait 6 ans
et la tumeur avait été remarquée depuis six mois, sans
qu'on put lui rattacher une cause quelconque. L'extirpation est décidée. L'incision met à nu la cavité d'un
kyste plein d'un liquide noir, trouble, verdâtre, et
près de lui on découvre plusieurs autres kystes. De
semblables kystes se trouvaient à travers toute la

glande, et tout le sein fut enlevé. Plusieurs de ces cavités communiquaient avec les tubes lactifères, car
des soies introduites par le mamelon les pénétraient.

« Il existait donc un grand kyste ou d'autres plus
petits. Dans la plupart des cas, un kyste est plus
grand que les autres ou même existe seul. Et alors si
on néglige les petits, ils peuvent grossir et apparaître
plus tard ».

Les kystes simples de la glande mammaire peuvent
être trouvés énormes. Paget cite un cas où l'on eut affaire à un kyste contenant neuf livres de sérosité pro-
duite en trois mois dans le sein d'une femme âgée de
30 ans. Dans ce cas, les parois du kyste étaient minces
et le liquide séreux. Il est un fait que les kystes qui
contiennent les liquides les plus simples, et à parois
les moins compliquées, sont ceux qui atteignent le
plus gros volume. L'épaississement et, qui plus est,
la calcification des parois sont, ici comme ailleurs, des
signes de dégénérescence et d'une perte de pouvoir
productif.

Jusqu'ici l'anatomie pathologique est indécise, les
caractères cliniques avec quelques détails macroscopiques sont indiqués, parfois même avec assez de pré-
cision ; mais l'histologie fait défaut ; le processus épithélial n'est nulle part signalé. Vient un moment où
Billroth, Rindfleisch et Bruns, en Allemagne ; Cornil
et Ranvier (1) en France, reconnaissent anatomiquement et décrivent des exemples de kystes de la mamelle tirant leur origine d'une hyperplasie plus ou
moins considérable du revêtement épithélial des canaux glandulaires. Billroth (2), le premier, publie un

(1) Cornil et Ranvier. Traité d'anatomie pathologique.

(2) Billroth. (Pitha und Billroth). In Handbuch des allgemeinen und
speciellen chirurgie, 3° vol., II° part., I^{ro} livr., p. 60.

examen histologique de tumeur du sein dont voici la description : « Les acini avaient acquis le volume d'une lentille et étaient remplis de cellules polyédriques anguleuses. La tumeur, du volume du poing, s'était développée avec les symptômes ordinaires du cancer, en six mois, chez une femme de 40 ans. On avait diagnostiqué un carcinoma simplex. Après l'opération, on vit que la surface de section différait de celle du cancer commun, car on distinguait une quantité de petites cavités du volume d'un grain de millet, remplies d'une bouillie blanchâtre, formée par une masse celluleuse, chose que l'on ne trouve point d'ordinaire dans le cancer de la mamelle. Le tissu interposé entre les acini dégénérés était médiocrement épaissi et contenait une petite quantité de jeunes cellules. L'affection atteignait essentiellement les acini. Les ganglions de l'aisselle étaient indemnes ». Billroth se contente de présenter cette observation, et ce n'est que plus tard qu'il décrit tout au long une maladie spéciale de la mamelle caractérisée par la présence de kystes simples dont il indique en même temps la nature histologique.

C'est dans le Traité de Labbé et Coyne (1) que nous trouvons décrite, sous le nom d'épithélioma kystique intra-canaliculaire, une affection qui offre, avec la maladie kystique, de nombreuses ressemblances, bien qu'il s'agisse de cas pathologiques distincts. Il est facile, du reste, de s'en rendre compte. Voici leur description :

« Les lobes de la glande dans lesquels le tissu glandulaire est très malade, forment seuls une tumeur ap-

---

(1) Labbé et Coyne. Traité des tumeurs bénignes du sein, 1876.

préciable et donnent naissance à des noyaux arrondis
dont le volume est variable et qui, en se réunissant
plus ou moins complètement les uns aux autres, constituent une masse morbide lobulée dont les dimensions sont quelquefois considérables. »

D'après eux, lorsque les tumeurs sont petites, elles
se confondent en grande partie avec la masse du tissu
de la glande mammaire dont il est difficile de les isoler nettement. Plus tard, lorsque les parties qui ont
été atteintes par cette altération morbide sont arrivées
à un certain volume, il est plus facile de les isoler du
tissu glandulaire normal qui disparaît par suite d'une
atrophie plus ou moins complète, ou qui est envahi
par le processus morbide ; ce qui concourt à accroître
successivement le volume de la tumeur. La périphérie
du néoplasme est lobulée, recouverte de saillies arrondies, très petites le plus souvent et ne dépassant
guère pour les plus grosses, le volume d'une noisette.
Elles atteignent rarement les dimensions que nous venons d'indiquer, et le volume le plus habituel qu'elles
présentent est celui d'une lentille. Tous ces nodules
sont réunis, rattachés les uns aux autres très solide-
ment et englobés par une capsule fibreuse, le plus ordinairement épaisse ; elle envoie des prolongements
entre les différents lobes situés à la périphérie, mais
bientôt ces prolongements de la capsule s'atténuent;
ils se confondent alors dans l'intérieur de la masse
morbide avec des cloisons de séparation beaucoup
plus minces, bien que très visibles encore.

Dans la maladie kystique de M. Reclus il n'est pas
question de tumeur, il ne s'agit que de kystes. Ici, au
contraire, il s'agit d'une tumeur limitée à une partie
plus ou moins considérable de la glande, plus ou moins

volumineuse. La consistance de cette tumeur « est dure, résistante ; on ne trouve pas de points alternativement durs et mous comme lorsqu'il s'agit d'une production fibro-cystique. Son poids est toujours assez considérable relativement à son volume. On voit que c'est un tissu compact, lourd, dont la trame conjonctive est serrée et formée uniquement d'éléments cellulaires »,

Tandis que dans la maladie kystique les kystes constituent la lésion primitive, pour eux les kystes ne sont qu'un élément secondaire survenant lorsque, par suite de l'hyperplasie trop considérable de l'épithélium accumulé dans les conduits, les cellules centrales subissent la régression granulo-graisseuse.

Ces auteurs disent qu'on ne rencontre pas de véritables *cavités lacunaires* ni de *vrais kystes*, analogues du moins à ceux que l'on trouve dans les tumeurs mammaires d'origine conjonctive. La surface de la coupe est unie et plane ; elle n'est point traversée par ces fentes irrégulières qu'ils ont vu être constantes dans les autres variétés de tumeurs et qu'ils savent être dues à des déformations des éléments glandulaires. *Cette absence de lacunes glandulaires* serait un signe important et d'une grande utilité pour le diagnostic anatomique. Il suffirait de le constater pour être en droit d'éliminer toutes les tumeurs d'origine conjonctive.

M. Brissaud nous dit, au contraire : « Un tissu cellulo-fibreux à mailles serrées est traversé par des fentes, la plupart assez étroites, revêtues d'une couche de cellules cubiques aplaties et pourvues d'un petit noyau. Ces fentes ne sont autre chose que des cavités glandulaires inactives, comme on n'en voit guère que dans le parenchyme mammaire. Etant donné la faiblesse du grossissement, elles paraissent n'avoir pas de paroi propre distincte, et on pourrait aisément les confondre avec des lacunes lymphatiques, n'étaient la longueur et leur terminaison ramifiée en squelette de grappe. »

Remarquons en passant, que M. Coyne faisait de la non-existence des lacunes un point de diagnostic différentiel important en ce qui concerne l'origine de la tumeur que l'on examine.

Son argument semble donc porter à faux, puisque M. Brissaud a trouvé des lacunes dans une affection certainement d'origine épithéliale.

Et plus loin, toujours au sujet des kystes qui se rencontrent dans leur tumeur, Labbé et Coyne nous disent : « Les seules cavités cystiques que l'on y rencontre, rentrent dans la classe de celles que nous avons décrites sous le nom de kystes par *régression granulo-graisseuse* de l'épithélium des acini. Elles sont petites, arrondies, irrégulièrement disséminées dans la tumeur, limitées par la membrane conjonctive plus ou moins épaisse du lobule qui lui a donné naissance par suite de la distension qu'il a subie. Le bord de ces cavités est irrégulier, dentelé ; cette apparence est due aux dépressions latérales provenant des anciens culs-de-sac glandulaires dilatés. Souvent aussi il part des parois de ces cavités anormales de petites végétations qui pénètrent dans le kyste et y restent flottantes, lorsque le contenu de ces cavités de solide devient liquide. »

Il n'est pas besoin de commentaires pour apercevoir les différences qui distinguent déjà les deux affections. Qu'on nous permette, cependant, de rapprocher de cette description la façon dont M. Brissaud nous présente les kystes.

« Immédiatement après l'amputation de la glande, dit-il, on peut constater qu'il n'y a pas trace de tumeur là où l'on supposait qu'il en existait une. Au lieu et place d'une tumeur, on trouve sur la surface de coupe, des kystes de volume différent à contenu liquide ou visqueux ; mais dans l'intervalle de ces kystes, le tissu propre de la glande a conservé tous ses caractères normaux : même dureté, même résistance à la section, même coloration nacrée (au moins dans la plus grande partie de la coupe); bref, la mamelle est saine en *apparence*, et la formation kystique surajoutée ne semble pas avoir agi sur le parenchyme glandulaire autrement qu'en le comprimant. »

On trouve bien de l'épithélium entassé dans les conduits, mais M. Brissaud ne nous parle pas d'acini « représentés par de très longs et très larges cylindres épithéliaux, couverts de bosselures latérales et légèrement contournés sur eux-mêmes ». Enfin, pour nous résumer, nous reproduirons ces quelques lignes que M. Brissaud consacre à montrer les différences entre les deux affections.

« La description de la maladie kystique des mamelles, dit-il, se rapproche beaucoup de celle que Coyne a consacrée aux épithéliomas dits intracanaliculaires, mais il y a aussi des différences. Cet auteur a signalé la propriété de l'existence de kystes dans cette espèce anatomo-pathologique, mais il la considère comme exceptionnelle. Dans nos observations, les kystes ne manquaient jamais, même dans les régions où la palpation la plus minutieuse n'en avait pu déceler la présence. D'un autre côté encore, M. Coyne considère que l'épithélioma intracanaliculaire est une modalité particulière *d'irritation secondaire à une autre tumeur.*

« Dans nos préparations, rien ne permet de supposer qu'il en soit ainsi. Il est possible, comme le veut M. Coyne, qu'une tumeur exerce sur une portion de la mamelle inactive une irritation d'où résultent quelques-unes des modifications que nous avons décrites. Mais, entre ces modifications *localisées et secondaires* et les *lésions généralisées et primitives* de nos observations, il y a autre chose qu'une différence du plus au moins. »

Si nous nous sommes étendu aussi longuement pour montrer qu'il s'agit de deux affections différentes, c'est que nous avons entendu, lorsque M. Reclus a présenté à la Société anatomique la description de sa maladie, M. le professeur Cornil lui demander s'il ne s'agirait pas d'une maladie identique à l'épithélioma intracanaliculaire de Coyne. Nous espérons avoir prouvé qu'il n'en est rien.

Le traitement des deux affections est le même, c'est-à-dire l'extirpation.

Au point de vue du pronostic, Labbé et Coyne posent les mêmes réserves que Brissaud. La membrane conjonctive qui délimite le kyste, peut être divisée par des cellules épithéliales qui l'infiltreraient, et ces cellules arrivant en communication avec les lacunes lymphatiques, il est facile de concevoir dès lors la propagation aux ganglions. Cette propagation, toutefois, n'aurait été observée qu'une fois et une seule fois aussi la peau serait devenue adhérente et se serait ulcérée. Mais ces auteurs attribuent cet accident à l'irritation causée par une injection phéniquée.

S'il nous était permis de formuler une opinion, après avoir comparé ces deux maladies de la mamelle, nous dirions que pour nous, il semblerait que la maladie kystique est une affection plus bénigne que l'épithélioma intracanaliculaire, en admettant qu'un épithélioma puisse être une affection bénigne.

Nous ne voudrions pas quitter l'ouvrage de Labbé et Coyne, sans signaler une variété de kystes du sein, qu'ils décrivent très brièvement et qui nous paraît, bien plus que la précédente affection, présenter des analogies avec la maladie kystique. Ces auteurs décrivent ces kystes dans le chapitre consacré aux kystes *d'origine exclusivement glandulaire.*

Ce sont, disent-ils, des kystes qui peuvent se présenter *indépendamment* de tout *néoplasme*, bien qu'une *tumeur les accompagne souvent.* Multiples et de couleur verdâtre, ils sont le plus ordinairement gros comme des lentilles ou des grains de chènevis, et situés le plus souvent vers la partie postérieure ou à la périphérie de la glande. On les rencontre fréquemment dans les mamelles des femmes âgées, et on peut les regarder comme de « véritables trouvailles d'amphithéâtre », ne donnant lieu, pendant la vie, à aucun symptôme qui révèle leur existence. On doit les considérer comme des kystes d'involution.

Plus loin, ces auteurs expliquent ce qu'ils entendent par kystes d'involution. Ce sont des kystes qui se forment par suite de la régression granulo-graisseuse des produits sécrétés ; ils se développent dans des mamelles en voie d'atrophie, et par conséquent complètement en dehors de la période, où ces organes sécrètent du lait.

Ces kystes d'involution sont trouvés, le plus souvent par hasard, dans les mamelles de vieilles femmes, où ils sont nombreux. Quelquefois on en rencontre dans des glandes plus jeunes, enlevées à l'occasion de tumeurs de différentes natures, mais alors ils sont plus rares et plus développés.

Leur volume est variable, mais toujours très petit ; c'est à peine s'ils atteignent, lorsqu'ils sont arrivés à leur plus grande dimension, le volume d'un pois. Leur siège le plus habituel est surtout la face postérieure de la glande ou ses parties périphériques, ce qui est en rapport avec le processus qui préside à leur développement. Leur couleur dépend de celle du liquide qu'ils contiennent ; elle est jaune rouge, ou brunâtre et quelquefois verdâtre. Leur structure est la suivante : on trouve à la périphérie de la poche kystique une couche conjonctive, plus ou moins épaisse, plus ou moins dense, et dont l'épaisseur est en relation avec leur volume. On retrouve plus en dedans la membrane limitante de l'élément glandulaire, revêtue elle-même sur la face interne d'une couche d'épithélium cubique. Le liquide contenu dans les cavités est muqueux, blanc jaunâtre et quelquefois verdâtre ; il contient des granulations moléculaires graisseuses et quelquefois de l'hématoïdine lorsque la couleur du liquide est foncée.

Labbé et Coyne s'appliquent ensuite à expliquer le mode de production de ces cavités anormales. Dans la mamelle, il se produirait habituellement une sécrétion séreuse ou muqueuse presque insensible. Pendant la grossesse, sous l'influence de la congestion de la mamelle, cette sécrétion augmente de quantité et donne naissance au colostrum. Mais en dehors de la grossesse, le liquide s'accumulerait dans les acini, où

il serait collecté par suite de l'oblitération des conduits excréteurs. Quant à la coloration du contenu,
elle serait due à de petits épanchements sanguins, qui
subissant toutes les transformations successives ha-
bituelles au sang épanché, donneraient naissance à
des matières colorantes et à des produits de désintégration variés.

On a expliqué d'une autre façon la production de
ces kystes. D'après Meckel, au moment de la puberté
on verrait se produire un certain nombre de ces cavités par suite d'un défaut de concordance entre le développement de la partie sécrétante et celui des conduits sécréteurs. C'est ce qu'il appelle les *kystes d'évolution*. Labbé et Coyne veulent bien admettre ce
processus, mais il leur paraît devoir exister assez
rarement et être moins nettement prouvé que le mode
de formation qu'ils ont décrit.

« Faut-il admettre avec Billroth, ajoutent ces auteurs, que sur la surface interne des parois de ces
cavités il se développe de petites végétations vascu-
laires? Nous ne nous permettrons pas de trancher
cette question ; tout ce que nous pouvons dire, c'est que
dans nos examens anatomiques, nous n'en avons jamais rencontré. »

Enfin, ils terminent cet article par ces considérations touchant le pronostic et le diagnostic de ces
kystes : « On ne connaît pas quelles sont les périodes
ultimes de l'évolution de ces cavités. En tout cas, on
sait qu'elles n'atteignent jamais un volume pouvant
attirer l'attention du chirurgien ; aussi, nous borne-
rons-nous à la courte mention que nous venons d'en
faire. Ajoutons, de plus, qu'elles ne se développent
jamais dans l'intérieur des tumeurs solides de la ma-

melle, et que par leur présence elles ne constituent, pour ainsi dire, qu'un épiphénomène sans importance. »

Il est inutile de se demander si Labbé et Coyne ont réellement vu la maladie kystique des mamelles. Pour nous, cela ne fait pas de doute, mais ils l'ont mal vue. Ces cavités, auxquelles ils n'attachent pas d'importance, auxquelles ils donnent le nom de « véritables trouvailles d'amphithéâtre », ne serait-ce pas une maladie kystique dont l'évolutiou aurait présenté une lenteur extraordinaire, ou même aurait été suspendue? Ils nous représentent ces kystes comme un épiphénomène sans importance qui ne surviendrait qu'à un âge avancé, et c'est avec peine qu'ils admettent les cas de Meckel, qui, lui, au contraire, a trouvé ces kystes dans des mamelles jeunes. Toujours est-il que leur pathogénie est sujette à la critique, leur anatomie pathologique insuffisante, et c'est en vain que l'on cherche chez eux une description clinique.

Ce sont des kystes analogues que Billroth (1) décrit, avec de plus amples détails, dans un article de la *Deutsche Chirurgie*, en 1880.

« Il a déjà été question, à plusieurs reprises, écrit cet auteur, des kystes qui se forment dans les sarcomes et dans les adénomes; les kystes ne sont alors que des productions accidentelles dans d'autres néoplasmes. Mais il se présente aussi des cas où il existe des *kystes solitaires* et *multiples* dans la mamelle, sans qu'il y ait d'autre tissu de nouvelle formation. *Dans ces cas, la tumeur est constituée tout entière par un ou plusieurs kystes.*

(1) Billroth. Deutsche chirurgie, Billroth und Lucke, livr. 41. Maladies de la mamelle par Billroth, p. 83, § 50, année 1880.

Il ajoute qu'il n'a observé dans sa clinique et opéré que cinq cas de ce genre. On pourrait croire, d'après cela, que cette affection est rare, et cependant il n'en est rien. Ce qui est rare, c'est de voir ces kystes atteindre de grandes dimensions. On rencontre très fréquemment de ces kystes peu volumineux chez des femmes d'un certain âge, et principalement à l'époque de la ménopause (involution?). Ils existent sur des mamelles d'ailleurs entièrement saines, et ne présentant qu'une atrophie sénile normale. On les rencontre aussi très souvent dans les régions saines d'une mamelle atteinte de carcinome dans une de ses parties.

Ces kystes ne se forment guère avant l'âge de 40 ans. Ils se développent sans douleur et d'une façon extraordinairement lente. Les plus gros n'atteignent qu'exceptionnellement le volume d'une orange. Leurs parois sont le plus souvent très tendues ; aussi, la fluctuation est-elle souvent peu apparente. Si, en outre, le pannicule adipeux est développé, le diagnostic sera difficile à établir. Suivant la mobilité, la consistance ou la mollesse de ces tumeurs, et suivant l'âge de la femme, on fera le diagnostic soit de sarcome, soit d'anénome ou de carcinome. L'écoulement par le mamelon d'une sérosité brunâtre se présente dans un trop grand nombre de tumeurs de la mamelle pour qu'on puisse baser sur ce fait un diagnostic. Dans les cas de kystes multiples, il semble que cet écoulement doive être relativement abondant. Ces kystes ne constituent un danger ni par leur grand accroissement ni par la douleur. « J'ai éprouvé, dit Billroth, une surprise agréable, dans l'intérêt de la malade, toutes les fois que j'ai trouvé une pareille tumeur solitaire, alors que je craignais d'avoir affaire à un autre néoplasme. » Il n'est pas exceptionnel de rencontrer dans le voisinage immédiat de ces kystes un carcinome ou un sarcome relié à leur paroi.

Le reproche que nous adressions à M. Coyne d'avoir décrit des kystes sans donner les caractères de la maladie qu'ils peuvent constituer, nous l'adressons également à Billroth. De plus, bien qu'au début de son article, il nous prévienne qu'il va nous présenter des cas « où il existe des kystes solitaires et multiples dans la mamelle, sans qu'il y ait d'autre tissu de nouvelle formation », il fait bientôt une confusion, et nous décrit ces kystes dans des mamelles où déjà se trouve un carcinome ou un sarcome. Nous admettons que, sous l'influence d'un néoplasme, des kystes analogues à ceux de la maladie kystique puissent se développer dans une mamelle; mais ce n'est pas d'eux qu'il est question dans la description de M. Reclus. Dans un cas, ils ne sont qu'un accident secondaire, le résultat dans une portion de mamelle saine d'une excitation venue d'un lobule malade, tandis que dans nos cas ils constituent la lésion primitive, essentielle; en un mot, toute l'affection.

Dans le paragraphe suivant, Billroth nous dit que, si on étudie au point de vue anatomique des petits kystes non encore développés et à l'état embryonnaire, on *trouve qu'ils proviennent toujours de la dilatation des petits conduits excréteurs.* Qu'on nous permette de faire remarquer en passant que, pour M. Brissaud, c'est aux dépens des acini que se développent les kystes, et exceptionnellement aux dépens des conduits glandulaires. Cette remarque est d'autant plus justifiée que l'auteur allemand insiste sur cette localisation des cavités kystiques.

Plus loin, Billroth nous parle d'excroissances papillaires qui représentent les restes des cloisons primitives. C'est probablement au sujet des grands kystes, et pour nous expliquer leur mode de formation aux dépens de kystes plus petits s'accolant et arrivant à se fusionner. Car, quelques lignes plus bas, il dit : « On trouve peu ou point d'épithélium dans les kystes volumineux. »

Après toutes ces considérations, l'auteur allemand nous parle d'une observation que nous avons retrouvée dans la *Gazette des hôpitaux* de 1881. Nous allons la transcrire avec les remarques que Billroth fait à son sujet. Si nous agissons ainsi, c'est parce que cette observation est par elle-même fort intéressante, qu'elle nous paraît rentrer dans le cadre de notre affection, et qu'enfin cela nous permettra d'exposer plus complètement les idées contenues dans l'article que nous analysons.

« Un cas de kystes multiples de la mamelle, tout à fait remarquable par l'aspect clinique et la marche, a été observé par Richard et Jarjavay. » Voici cette observation :

Richard présente à la Société de chirurgie, séance du 13 février 1861, une malade nommée Castellan, et qui est à la Salpêtrière. Cette femme est âgée de 77 ans et atteinte d'une *tumeur du sein fort curieuse*.

Au mois d'août 1851, cette femme fut opérée dans le service de M. Velpeau, par M. Jarjavay. La tumeur enlevée au sein droit était volumineuse, et constituée par une multitude de petits kystes creusés au milieu d'une hypertrophie mammaire. La pièce a été représentée dans une des planches du Traité des maladies du sein de Velpeau (pl. II, fig. 1 (1re et 2e édit.). Cette tumeur offrait un type remarquable de *sarcome kystique*.

Cette femme, depuis cetle époque, a été opérée *onze fois* par M. Richard : la formation et la reproduction des kystes se faisaient avec une graude rapidité, et à chaque opération M. Richard enlevait toujours plusieurs groupes de petites tumeurs, formées par des kystes ou par de l'hypertrophie mammaire, tantôt trois ou quatre, tantôt sept ou huit et même dix de ces productions.

Depuis deux ans, voyant tous ses efforts impuissants à triompher de cette répullulation, il n'opéra plus cette femme. Aujourd'hui on rencontre dans les environs des cicatrices et dans toute la région mammaire une grande quantité de petites tumeurs, les unes réunies, les autres isolées, de volume variable et n'ayant aucune adhérence avec les parties profondes. Les unes sont bleuâtres, les autres ont laissé à la peau sa coloration normale ; quelques-unes sont franchement fluctuantes, d'autres sont un peu plus dures, plus élastiques.

Lés ganglions sont sains et la santé générale est parfaite.

Cette tumeur, par la production incessante des kystes, semblerait devoir sortir du cadre des tumeurs bénignes ; et, d'un autre côté, il n'est pas possible d'appliquer le nom de malignes à ces productions qui ont pullulé avec tant d'opiniâtreté sans attaquer les ganglions, sans retentir sur l'économie, et sans altérer la santé ».

Cette observation si extrordinaire, dit Billroth, devrait, pour avoir toute sa valeur, être accompagnée d'une analyse histologque très détaillée. Comme cet examen fait défaut, il faut s'en tenir à des inductions. La première hypothèse qui s'offre à l'esprit en considérant l'âge de la malade (77 ans), c'est qu'il s'agit de kystes d'involution. Cependant il est dit dans l'observation que les kystes étaient entourés de tissu glandulaire « hypertrophique ». Du tissu glandulaire hypertrophique de la mamelle chez une femme de 77 ans ! C'est ce qu'il est difficile d'admettre histologiquement. En considérant la marche de cette tumeur, on voit que dans les opérations multiples qui ont été faites on a dû enlever tout ce qui restait de la mamelle primitive.

Peut-être s'agissait-il d'un myxome. Comme il s'en forme dans le tissu cellulaire du thorax : ces myxomes récidivent en général plusieurs fois et localement sans altérer l'état général. »

Est-ce la première hypothèse ou la seconde qui est la vraie ? Evidemment nous ne saurions trancher la question. La seconde repose sur cette supposition que toute la glande a dû être enlevée. Nous ne voyons pas pourquoi il en aurait été ainsi. Chaque fois, nous dit-on, on enlevait quatre, cinq kystes ou davantage, mais on ne dit pas qu'on enlevait soit un lobule entier, soit une portion considérable de la glande. Ne se pourrait-il pas au contraire que chaque fois on ait méconnu l'existence de petits kystes qui ont subi ensuite un développement rapide. D'ailleurs, si toute la glande avait été enlevée, le tissu cellulaire risquait fort d'être endommagé, pour ne pas dire détruit, et alors la seconde hypothèse de Billroth tomberait d'elle-même. Tout en avouant notre embarras, nous serions enclin néanmoins à ranger cette mamelle dans la catégorie des

mamelles atteintes de maladies kystiques, à cause de
la multiplicité des kystes, à cause de la marche lente
de l'affection, à cause de la persistance de la santé générale.

Billroth étudie ensuite longuement le contenu des
kystes dont il parle. Ce contenu est séreux ou un peu
muqueux ; sa couleur est ordinairement verdâtre ou
brunâtre. Au microscope, on y trouve un détritus granuleux, des cellules granuleuses, des globules clairs
et transparents, de l'hématoïdine, de la cholestérine
et d'autres cristaux de matières grasses, quant à la
coloration plus ou moins foncée du liquide, elle n'est
peut-être due, dit-il, qu'à des modifications subies
par la matière colorante du sang. En passant, il rapproche de la couleur vert-biliaire du contenu de quelques-uns de ces kystes, la couleur d'un vert-clair et
opalescente que présente dans certains cas le liquide
de l'hydrocèle. Mais comment le sang s'épanche-t-il
dans ces cavités? Ce qui paraît le plus vraisemblable,
c'est que les vaisseaux contenus dans les cloisons intermédiaires primitives ont présenté, par suite de la
raréfaction du tissu, des thromboses dans divers
points, et que la matière colorante du sang a passé ensuite de ces thrombus dans le liquide du kyste. Cependant, on peut admettre aussi que la paroi principale du kyste, très riche en vaisseaux, a été le siège
d'hémorragies qui ont versé du sang dans le contenu
kystique. Les parois de ces kystes peuvent se calcifier,
ainsi que l'avait signalé Bérard, le contenu peut être
oléagineux, crémeux, butyreux, quelquefois il a la
consistance du mortier.

Quand il s'agit d'expliquer le mode de formation de
ces kystes, l'auteur déclare son embarras. Autant, dit-

il, leur origine anatomique est facile à saisir, autant
la cause qui les produit est obscure. S'il y a certaines
raisons pour les ranger dans la catégorie des kystes
par rétention, il y a des cas où la cause paraît tout
autre.

La glande mammaire ne sécrète normalement du
colostrum et du lait qu'à la fin de la grossesse et après
l'accouchement. Par suite, le seul kyste par rétention
qui semble pouvoir exister dans la mamelle, est *le galactocèle*. Or, dans les kystes dont il s'agit, le contenu
est aussi anormal par sa qualité que l'est le kyste lui-
même. Comment l'occlusion des conduits, en supposant
même que cette occlusion eût été constatée dans tous
les cas, pourrait-elle amener à sa suite le développement des kystes par rétention, si la glande ne sécrète
pas? C'est ce que l'on ne saurait comprendre. On doit
se borner à émettre des hypothèses plus ou moins
vraisemblables. Il faut dire qu'il existe, en dehors de
la grossesse, des conditions dans lesquelles la glande
mammaire sécrète un liquide séro-muqueux : cette sécrétion peut se produire chez les nouveau-nés, chez les
jeunes filles à l'époque de la puberté, et même chez
les femmes âgées dans les années *climatériques*. C'est
là une anomalie physiologique encore assez fréquente,
dont on ignore les causes. Si, dans ces cas, et pour des
causes inconnues, l'écoulement de cette sécrétion est
empêché, il pourra en résulter des kystes par rétention. Mais dans cette hypothèse on est obligé « d'expliquer une inconnue par une autre inconnue ».

Labbé et Coyne donnaient cette explication. Pour
eux, il se produit dans les acini une sécrétion insensible, mais cette sécrétion existe toujours tandis que
pour Billroth elle ne se produirait que dans des cas

particuliers. Toujours est-il que Labbé et Coyne avaient peut-être tort d'affirmer le processus qu'ils indiquaient à l'exclusion de tout autre.

Voici la seconde hypothèse de Billroth. Ces kystes, dit-il, se produisent principalement à la période d'involution de la mamelle. A ce moment, le tissu conjonctif mammaire se rétracte, l'épithélium des acini disparaît, ces acini eux-mêmes s'oblitèrent, et seul l'épithélium des conduits excréteurs persiste encore quelque temps. Ne peut-on pas admettre qu'il se produit une rétraction inégale du tissu conjonctif qui en comprimant certains canalicules en distend certains autres? Dans ces canaux dilatés se ferait une exsudation à laquelle se mêlerait un peu de sang et de l'épithélium ramolli. Il faut reconnaître cependant que, dans cette hypothèse, le tissu conjonctif qui est autour des canaux dilatés devrait présenter un état cicatriciel, ce qui n'existe pas.

Pour M. Brissaud c'est dans les acini principalement que se développent les cavités kystiques, tandis que pour Billroth ce serait aux dépens des canaux intermédiaires aux culs-de-sac et aux grands conduits excréteurs. Pour M. Brissaud encore, ce serait par suite d'une prolifération de l'épithélium suivie de ramollissement que les acini se dilateraient. Cette prolifération épithéliale, l'auteur allemand n'est guère porté à l'admettre. Dans les cas d'adénomes et de cystosarcomes, cette prolifération joue pour lui un grand rôle dans la dilatation des acini, mais, dans le cas actuel, ses préparations ne lui présentent rien qui puisse confirmer cette hypothèse. D'ailleurs, dit-il, l'épithélium qui se detache au moment de l'involution ne tombe pas pour cela en déliquium.

Après cet exposé, on est porté à croire qu'en somme c'est la même affection qui a été rencontrée par M. Billroth et par M. Reclus. Mais à quoi tiennent les divergences lorsqu'il s'agit d'expliquer le processus de formation des kystes. L'auteur français admet la prolifération épithéliale, l'auteur allemand la rejette. Ce n'est pas que Billroth n'ait point vu les diverses transformations des cellules épithéliales; il est bien obligé de les constater, mais pour lui cela ne constitue qu'une condition secondaire du processus. Nous n'avons pas la prétention de concilier ces deux opinions.

Ne se pourrait-il pas cependant que cette divergence fût due simplement à ce que l'auteur français a observé des affections plus jeunes que celles observées par Billroth? Celui-ci, en effet, fixe l'époque de l'affection à une date plus éloignée de la vie que celle que lui assignent nos observations.

Dans tous les cas, Billroth avoue que tous ces essais d'explication sont loin de le satisfaire. De nouvelles observations, dit-il, éclairciront peut-être cette question.

Plus loin, il déclare que le diagnostic de ces kystes est difficile, et rarement, ajoute-t-il, on pourra arriver à la certitude. Dans les cas où le diagnostic en sera fait, il conseille l'extirpation, pour peu que la tumeur soit gênante, bien que «jamais par elle-même elle n'amène aucun danger».

Il termine en s'élevant contre l'usage des injections iodées préconisées par Velpeau. Je ne dis pas, fait-il observer, que cette méthode ne puisse réussir dans certains cas. Mais l'ayant expérimentée une fois elle ne m'a pas été très favorable. La malade a vu sa tu-

meur devenir sensible et dans le point où avait été
faite l'injection, il s'est produit une fistule.

Qu'on nous permette de placer ici une remarque. Il
semblerait qu'il y a une contradiction entre l'idée que
Billroth se fait de ces kystes et le mode de traitement
qu'il leur assigne. Il propose l'extirpation alors qu'il
s'agit d'une affection qui par elle-même n'amène aucun danger; mais pourquoi faire courir à la malade les
risques d'une opération?

Dans la longue analyse que nous venons de donner
de cet article, nous avons omis à dessein de citer un
passage se rapportant à l'examen chimique du contenu
des kystes. Cet examen a été fait par le Dr Hermann
Klotz (1), dans le laboratoire du Professeur Ludwig,
et nous le trouvons publié dans les *Archives de clinique chirurgicale.* Dans les réflexions dont l'auteur
accompagne l'exposé de son examen, il fait observer
qu'il ne s'agit pas de kystes se rattachant à la période
fonctionnelle et *active* de la glande, et dus à la rétention d'une *sécrétion normale.* Les kystes qu'il a exa-
minés sont dus à la rétention d'une *sécrétion anormale*
et *pathologique.* Il s'explique: « Je dis *anormale*, parce
qu'elle se fait en dehors de l'époque puerpérale, et
pathologique parce que la métamorphose cellulaire
spécifique et la transsudation de sérum comme milieu
suspenseur font défaut. »

Montrons d'abord les conclusions auxquelles l'auteur est arrivé. D'après lui : 1° le contenu de ces cavités serait constitué par de la graisse saponifiée.

2° Ces kystes seraient dus à une dilatation portant

---

(1) Klotz. Ueber einige seltenere Erkrankungen der weiblichen Brust-
drüse, in Arch. fur klinische Chirurgie, Bd XXV, p. 49.

en partie sur les conduits galactophores, en partie sur les acini ;

3° La sécrétion anormale sous l'influence de laquelle ils se sont développés serait, aussi bien que la sécrétion normale, due à l'action des nerfs sécréteurs.

Enfin, il fait remarquer que le développement de ces kystes n'était pas en rapport avec des grossesses, bien que les deux malades fussent de jeunes femmes.

Voici du reste ces examens :

« Au mois de juin 1878, la femme J.-M. de Werschetz, en Hongrie, entra à la clinique du professeur Billroth pour y être opérée d'une tumeur au sein gauche. Cette malade était une jeune femme de vingt ans, de complexion un peu délicate, mais d'ailleurs très bien portante. Mariée depuis trois ans, elle avait accouché normalement quinze mois avant son entrée. Elle allaita son enfant pendant environ sept mois. La sécrétion lactée, qui n'avait jamais été très abondante, tarit entièrement vers la fin du septième mois. Vers le deuxième mois de sa grossesse cette femme s'était aperçue qu'elle portait au sein gauche, en dehors du mamelon, deux petites nodosités indolentes, de la grosseur d'un pois. Pendant le reste de la grossesse et pendant l'allaitement ces deux tumeurs n'augmentèrent que très peu de volume. Quelques semaines après que la sécrétion du lait fut tarie, deux nouvelles nodosités se développèrent près des premières d'une façon lente mais continue. Ces quatre grosseurs se rapprochèrent en augmentant de volume, et au bout de dix mois environ la tumeur avait la dimension d'un œuf de canard. Ce développement s'accompagnait de temps en temps de quelques douleurs lancinantes. Depuis deux mois, la tumeur avait cessé de s'accroître et les manifestations douloureuses avaient disparu. En examinant la malade on constate dans la moitié externe du sein gauche, d'ailleurs peu développé dans son ensemble, l'existence d'une tumeur grosse comme un œuf de canard, indolente, mobile, recouverte d'une peau normale et paraissant assez dure. Cette tumeur semblait présenter de petites nodosités ; son axe longitudinal était obliquement dirigé vers le creux axillaire. Les ganglions de l'aisselle étaient indemnes. »

On fit une incision parallèle au grand axe de la tumeur, et l'extirpation fut facile, grâce à ses limites bien nettes et à son peu d'adhérence avec le tissu cellulaire. On laissa intacte la moitié supérieure et interne de la glande, ainsi que le mamelon, qui étaient sains.

La plaie, pansée suivant la méthode antiseptique, guérit dans un temps normal, et la malade quitta la clinique au bout de deux semaines.

La tumeur, une fois extirpée, fut incisée longitudinalement, et on vit sur les deux surfaces de section deux régions d'un blanc jaunâtre, nettement limitées et de la grosseur d'une noix. En examinant plus attentivement la pièce on reconnut que c'étaient des masses hémisphériques ressemblant à des capsules, de consistance demi-molle, d'aspect caséeux, et donnant un peu au toucher la sensation de graisse. Ces masses envoyaient par endroits des prolongements en forme de racines dans le tissu environnant.

On pouvait songer, soit à des collections de pus épaissi et enkysté, soit à des kystes butyreux. On crut, en effet, avoir affaire à ce dernier genre de tumeur, mais l'analyse chimique faite par le professeur Ludwig montra que ces masses ne contenaient ni les éléments du lait, ni ceux du beurre. Ces tumeurs étaient constituées par une matière composée de *savon calcaire* (kalkseife) avec quelques traces de graisse et d'albumine.

L'examen microscopique porta sur le contenu, mais principalement sur l'enveloppe, en forme de capsule et pourvue de prolongements infundibuliformes. Le résultat de cet examen se trouva contraire à l'idée d'un abcès enkysté. Partout, dans ces cavités, on trouva un revêtement épithélial formé de cellules arrondies, mais cependant peu épaisses en général et paraissant presque plates.

Le contenu de ces kystes était presque entièrement amorphe et homogène ; il ressemblait dans certains endroits à un détritus.

L'examen plus approfondi du tissu d'enveloppe de ces masses montra : qu'il s'agissait de *dilatations kystiques portant sur des conduits isolés de grand calibre* ;

Que ces dilatations s'étendaient dans tous les cas aux *acini correspondants ;*

Qu'elles avaient pour cause la rétention dans les canaux d'une *sécrétion pathologique*, rétention due principalement à l'écoulement difficile de ce liquide ;

Et qu'enfin cette sécrétion pathologique coïncidait avec l'*hyperplasie* du tissu interstitiel.

Le compte rendu plus détaillé de l'analyse microscopique expliquera ces données, tout en jetant une certaine lumière sur la *pathogénie* et sur l'*histogénèse*.

A l'aide d'un fort grossissement on constata, ainsi que nous l'avons dit, dans les cavités et dans les conduits un épithélium partout existant, peu épais et

presque aplati par intervalle. Le contenu lui-même
parut à peu près homogène. On ne trouva aucune
adhérence ni aucune continuité entre cette masse et
le revètement épithélial, ce qui prouve bien que le
processus de sécrétion pathologique était terminé et
que le kyste était devenu stationnaire. Dans des conduits peu dilatés et à peine visibles à l'œil nu, on
trouvait au centre une matière absolument homogène
ressemblant à de la paraffine ou à de l'ambre. Autour
de cette matière centrale on voyait des globules col-
loïdes d'inégale grandeur. Ces globules se continuaient
en dehors avec une masse de détritus mêlé de débris
cellulaires. Enfin, cette masse aboutissait à deux ou
trois couches, ou même davantage, de cellules amoncelées, cubiques et un peu arrondies. La dernière de
ces couches, la plus récente, adhérait à la paroi interne du conduit et se composait de cellules tout à fait
semblables à des cellules normales (*Enchymzellen*).
Le degré le plus inférieur où le commencement de la
dilatation était caractérisé par ce fait que sur des
coupes longitudinales de canalicules et d'acini on re-
marquait l'existence de quatre à huit rangées de cellules cubiques et un peu arrondies, rangées qui s'en-
grenaient entre elles et qui rarement dépassaient le
nombre de huit. Sur des coupes transversales on trouvait deux à quatre couches concentriques des mêmes
cellules. Les cellules situées dans l'axe ou au centre
présentaient souvent déjà un aspect granuleux qui
indiquait un commencement de métamorphose régres·
sive.

Un coup d'œil jeté sur le stroma conjonctif y mon-
trait des états dissemblables et assez en rapport avec
les degrés de dilatation des canaux. Autour des cana-

licules et des acini, dans lesquels s'était fait un commencement d'accumulation épithéliale, le tissu conjonctif était assez lâche et plus ou moins infiltré de
cellules. Au contraire, tout autour des canaux fortement dilatés et déjà remplis de matière calcaire, le
tissu cellulaire était constitué par des couches de
fibres très fines, qui semblaient presque tendineuses.
Ce tissu conjonctif formait autour du kyste une sorte
de paroi capsuliforme et étranglait les canicules et les
acini voisins réduits à un petit calibre. Entre ces
deux états du tissu conjonctif il existait des états
intermédiaires qui se présentaient autour des canaux
moyennement dilatés. Il y avait aussi des points où le
tissu conjonctif était à tel degré infiltré de cellules arrondies, que la production épithéliale *intracanaliculo-
acineuse* passait presque au second plan, et que l'on
semblait avoir affaire à une infiltration cellulaire *in-
tercanaliculo-acineuse* plutôt que *péricanaliculo-aci-
neuse*.

Dans certains endroits le tissu conjonctif était
transformé en une masse cellulaire molle, renfermant
des vaisseaux en voie de formation, mais dans laquelle on distinguait des raies plus sombres correspondant aux jeunes amas épithéliaux non encore dif-
férenciés, — et « des figures arrondies en crosse ou
lobulées en forme de rein ; masse homœoplastique
analogue à une masse sarcomateuse, sans cependant
être un sarcome ».

Si nous comparons cette glande qui produit une
sécrétion pathologique avec une glande qui sécrète
physiologiquement, puis avec une autre mamelle dans
laquelle l'écoulement du lait est gêné, nous trouverons
entre elles des ressemblances incontestables comme

aussi des différences très tranchées. Là comme ici le fait fondamental est la prolifération des éléments épithéliaux glandulaires, liée à l'irruption des cellules migratrices dans le tissu interstitiel de la glande. Dans le cas de sécrétion physiologique ce processus s'accomplit également dans toute la glande ; dans le cas de sécrétion pathologique il n'a lieu que dans une portion de la glande. Dans ce dernier cas, le développement de chaque élément cellulaire de la glande est assez complet et assez long ; cet élément se métamorphose non pas en lait, mais en matière demi-molle, demi-solide qui n'est diluée dans aucun exsudat séreux. Pendant la lactation, les jeunes cellules qui pénètrent dans le tissu interstitiel disparaissent en grande partie avec la sécrétion elle-même ; quelques-unes seulement subissent la transformation en tissu conjonctif pour compenser les pertes de la glande, et cette transformation est partout égale. Dans les cas de sécrétion pathologique, au contraire, les cellules rondes inégalement répandues ne disparaissent pas, mais avec la sécrétion pathologique de la portion épithéliale de la glande elles contribuent à former une tumeur cysto-homœoplastique qui rappelle le cysto-sarcome.

Dans le même mémoire le Dr Klotz rapporte une seconde observation aussi détaillée que la première. Nous citerons seulement la partie clinique. Dans l'examen histologique, qui n'est, en somme, que la répétition du précédent, nous nous bornerons à relever quelques particularités intéressantes.

Une autre *maladie kystique* (sic), dit Klotz, fut observée à la clinique du professeur Billroth pendant le semestre d'été de 1877. Ce cas se rapproche du premier par sa cause, qui doit être cherchée dans une sécrétion pathologique et par la qualité du contenu.

Il s'agit d'une femme de vingt-quatre ans, bien portante, qui, à la suite d'un choc violent contre un des angles d'une caisse, vit se développer une tumeur dans le sein gauche ainsi contusionné. Cette tumeur, qui occasionnait des douleurs lancinantes par intervalles, atteignit, dans l'espace de deux mois, la grosseur d'un œuf de poule environ. Elle siégeait dans le parenchyme de la portion supérieure de la glande. Mobile, un peu douloureuse à la pression, modérément dure, elle donnait la sensation de nodosités. Point d'engorgement des ganglions de l'aisselle.

Cette femme n'avait jamais eu d'enfants, et les règles s'étaient toujours produites régulièrement. La tumeur fut extirpée le 14 mai, et la malade, complètement guérie, quitta la Clinique le 26 du même mois.

Examen histologique. — Les kystes existent en nombre beaucoup plus considérable que dans la première observation. L'analyse chimique du contenu, faite par le professeur Ludwig, montre que le liquide de ces kystes ne diffère de celui des kystes de l'autre tumeur qu'en ce qu'il contient une quantité moindre de *savon calcaire*.

Ce n'est pas aux dépens des canaux galactophores, mais bien de leurs ramifications terminales, que se sont produits les kystes.

Toutes les cavités, grandes et petites, sont entièrement revêtues d'épithélium analogue à l'épithélium normal, un peu moins épais cependant. La surface interne des gros kystes est lisse ; quelquefois elle présente de petites saillies angulaires. Les parois sont formées par des couches de fibres tendineuses pressées les unes contre les autres. Les plus petits kystes présentent un contour festonné dû à ce que des prolongements en forme de dents ou de lames partent des bords pour se porter vers le centre, et plonger dans le liquide. On y voit encore des sortes de treillis ou de réseaux avec des lumières circulaires ou ovales. Toutes ces lumières et tous ces espaces sinueux sont remplis par un détritus de cellules glandulaires et par de la *sécrétion pathologique.*

Il est facile de reconnaître dans un pareil réseau la section des ramifications terminales des conduits glandulaires, disposés en ombelle et correspondant à un lobule de la glande. Seulement il s'y est produit des dilatations. La pression exercée par l'accumulation du liquide a usé, pour ainsi dire, le tissu interstitiel, a provoqué une atrophie de ce tissu qui se présente maintenant sous forme de treillis et de réseaux.

Voilà pour la structure de la masse principale de la tumeur.

Une petite portion de cette tumeur présentait une autre texture, principalement dans les points où les masses jaunâtres signalées par l'auteur ne se laissaient pas énucléer. Des coupes faites dans ces points montraient des presqu'îles (*sic*) d'adénomes s'avançant dans une masse de détritus, quelquefois même de véritables îles sans lien apparent avec les parois. Ces portions d'adénome, dans leur plus haut degré de développement, étaient formées par un tissu fondamental, analogue au tissu cicatriciel de la mamelle, bordé par une couche épithéliale semblable à l'épithélium normal de la glande.

A un degré inférieur de développement, le tissu fondamental de cet adénome consistait dans une masse hyaline, ressemblant à du mucus, parsemée d'éléments isolés, filiformes ou étoilés, et dans un revêtement de cellules allongées et arrondies.

En donnant une analyse malheureusement trop longue des deux articles que nous venons de parcourir, nous avons peut-être révélé des aperçus nouveaux de la maladie. Dans tous les cas, nous espérons avoir mis nos juges en état de constater par eux-mêmes les points de ressemblance qui existent entre l'affection décrite par les Allemands et la maladie kystique de M. Reclus. Nous avons souligné au passage certains détails qui, au premier abord, sembleraient en faire deux affections distinctes. Mais, nous l'avouons, ces différences paraissent se réduire à bien peu de chose lorsqu'on veut suivre Klotz dans les détails qu'il nous donne si minutieusement. En somme, toute la différence réside, pour nous, dans l'interprétation du processus et la localisation de la lésion.

Il semblerait que Billroth et son élève Klotz ne tiennent à mettre ces kystes sous la dépendance d'une sécrétion anormale qu'à cause de la présence dans leur contenu de savon calcaire. Mais n'avons-nous pas vu M. Brissaud signaler également dans ses kystes des sels calcaires? Ils rejettent l'origine épithéliale, et pourtant ils nous décrivent avec grand soin cette prolifération de l'épithélium caractéristique pour MM. Brissaud et Malassez. Ils vont même jusqu'à nous montrer les cellules épithéliales dégénérées infiltrant le tissu conjonctif. Pour appuyer leur explication, ils ont recours à une hypothèse, et ils méconnaissent le phénomène fondamental tout en le décrivant. N'est-il

point naturel pourtant de demander, comme l'ont fait
Brissaud et Malassez, à cette prolifération épithéliale,
l'explication du mode de formation des cavités kystiques ?

D'un autre côté, ces auteurs ne s'entendent pas lorsqu'il s'agit de localiser ces kystes. Billroth les fait
naître aux dépens de petits conduits glandulaires :
pour Klotz, c'est aux dépens des canaux galactophores. Toutefois, dans la seconde observation, ce sont
des acini dilatés qu'il décrit.

Si nous ajoutons qu'ils ne signalent pas la bilatéra
lité, nous aurons montré suffisamment, nous l'espérons, que, si les auteurs allemands ont été à même
d'observer la maladie kystique, ils ne l'ont observée
qu'imparfaitement, et lui ont consacré une description
attaquable autant au point de vue de la pathogénie
qu'à celui du pronostic qui en découle.

Pour nous, l'impression qui nous reste, après ce
travail de simple analyse, est qu'au chirurgien français, notre maître, M. Reclus, revient tout le mérite
d'avoir interprété cette affection comme il convient, et
d'en avoir donné une description suffisante tant au
point de vue clinique qu'au point de vue anatomo-
pathologique.

CHAPITRE III.

Ce chapitre, nous l'avouons, n'a pas trop sa raison d'être après la description de M. Reclus et les observations très détaillées qu'il donne. Néanmoins, il ne sera peut-être pas inutile d'insister sur deux points particuliers : sur le diagnostic et le traitement.

Au point de vue de l'étiologie, nous n'avons pas grand chose à dire. Les malades atteintes de maladie kystique ont, pour la plupart, fait remonter leur affection à un traumatisme; quelques-unes ne savent à quoi rattacher leur état. En somme, l'influence du traumatisme n'a pas une importance plus marquée en ce qui concerne l'étiologie de la maladie kystique qu'au sujet de l'étiologie des autres affections de la mamelle.

Cette affection se montre-t-elle de préférence à une époque déterminée de la vie? Si nous consultons nos observations et si nous tenons compte des remarques faites à ce propos par les divers auteurs qui ont parlé de kystes analogues aux nôtres, nous voyons qu'il est bien difficile de fixer une date. Les uns n'ont trouvé ces kystes que dans des mamelles de vieilles femmes, d'autres les ont découverts à l'âge de puberté. Pour nous, si nous nous en rapportons aux observations que nous publions, nous croyons pouvoir dire que l'affection se montre de 20 à 40 ans.

La maladie kystique atteindrait indifféremment les

femmes mariées ou non mariées, ayant eu des enfants ou n'en ayant pas eu, ayant allaité ou n'ayant pas allaité.

Symptômes. — Le début de cette variété de tumeur est le plus souvent insidieux. Pendant longtemps, la malade ne remarque rien de particulier dans ses mamelles; parfois, c'est à l'occasion des soins de toilette qu'elle s'aperçoit de l'existence d'une grosseur dans l'un de ses seins; d'autres fois, c'est à l'occasion d'un coup. Il est des cas où des douleurs se montrent avant que rien d'anormal ait été observé. Ces douleurs peuvent devenir plus fréquentes, lancinantes, s'irradiant du côté du cou et de l'aisselle; mais ce ne sont pas là les cas les plus fréquents. La santé générale n'est, dans la majorité des cas, nullement altérée, et la menstruation, si elle existe encore, continue à être régulière. Un écoulement de sérosité par le mamelon peut se montrer.

Signes physiques. — Le plus souvent le mamelon n'est pas déformé. La peau reste toujours lisse au niveau de ce qui paraît être la tumeur; parfois, cependant, elle s'amincit et change de couleur; dans tous les cas, cette altération de la peau n'arriverait que tardivement. Elle est mobile sur la tumeur qui, elle-même, n'adhère pas au plan profond.

Le système veineux sous-cutané ne paraît pas pendant longtemps, modifié dans sa disposition normale.

Il peut se faire, néanmoins, que lorsque un ou plusieurs kystes se sont fortement développés, formant des bosselures volumineuses, les veines se distendent, sillonnent la peau en tous sens, ressortant beaucoup plus que d'habitude.

I.a consistance de ces bosselures superficielles est variable. Quand la tumeur est petite, nettement isolée et isolable, les doigts qui la saisissent éprouvent une résistance presque chonroïde. Si, au contraire, le kyste est très développé, très distendu, la fluctuation est ordinairement facile à trouver. Mais, le plus souvent, ce n'est pas ainsi que se peésente l'affection. Dans la majorité des cas, on trouve une masse du volume d'une noix à celui d'un œuf de pigeon ; la glande présente une dureté particulière et on peut y reconnaître des saillies hémisphériques, nombreuses surtout à la périphérie. Toutes ces particularités font qu'en palpant une mamelle kystique on a la sensation de mamelle injectée au suif, de grain de plomb enchâssé dans le tissu du sein. Et il est à remarquer que beaucoup de kystes échappent à la palpation, qu'on découvre ensuite en disséquant la tumeur. Ajoutons que tous ces caractères physiques ne peuvent pas être reconnus, dans les cas ordinaires, aussi distinctement dans les deux mamelles. L'affection est, le plus souvent, plus développée d'un côté que de l'autre ; parfois même, il est impossible de la découvrir dans l'un des seins ; mais l'esprit doit être en éveil, car elle peut se révéler à une époque plus ou moins éloignée. En outre, de ce qu'une mamelle présente des kystes volumineux, tandis que l'autre ne renferme que des petits kystes, il ne faudrait pas en conclure que la lésion de la première est plus ancienne que l'affection de la seconde. M. Reclus nous dit, en effet, que chez une de ses malades, les kystes de grand volume n'existaient que dans le sein droit qui, seul, était douloureux et seul préoccupait la patiente. Cependant, ajoute M. Reclus, l'autre mamelle était atteinte et nous avons in-

sisté pour une opération qu'on ne nous réclamait nullement et dont l'urgence paraissait plus que douteuse.
Or, non seulement nous avons trouvé la glande criblée
de petits kystes, mais le microscope nous révéla une
plus grande ancienneté des lésions et peut-être la diffusion des masses épithéliales dans le tissu péri-acineux.

Enfin on ne trouve pas de ganglions engorgés ; dans
certains cas, on en a découvert un ou deux plus volumineux que d'habitude ; mais le gonflement n'était,
dans ce cas, que le résultat d'une irritation simple.

Marche et pronostic. — La maladie kystique des
mamelles a, en général, une marche lente et régulière.
Il paraîtrait, cependant, que, sous l'influence d'une
excitation, elle peut affecter, à un moment donné, un
développement beaucoup plus rapide. Sous l'influence
d'un traumatisme ou bien d'une injection irritante, un
kyste peut augmenter de volume et donner lieu à des
accidents particuliers : tels que perforation de la peau,
évacuation du contenu, établissement d'une fistule.
Mais ce n'est là qu'un des accidents rares dans la marche de cette affection. Le plus souvent elle a progressé
à la façon des tumeurs bénignes sans que l'on puisse
dire, toutefois, combien de temps il en eut été ainsi
en laissant la maladie évoluer jusqu'au bout. Néanmoins, on peut déclarer que, jusqu'ici, la clinique est
rassurante au point de vue des résultats de l'opération
et des suites de l'opération. Il semblerait que la récidive ne soit pas à craindre. L'une des malades de
M. Poncet, opérée le 6 juin 1880, a été revue le 4 décembre 1883 : la cicatrice ne présente rien d'anormal.
La seconde malade, opérée une première fois il y a

vingt-trois ans, probablement d'une maladie kystique, n'a rien vu survenir depuis. Le 3 mai 1882,
M. Poncet lui ampute l'autre sein et le 30 novembre
1883 rien d'anormal n'a paru de ce côté. Enfin,
M. Maunoury enlève un sein le 3 mai 1880, et le
30 octobre 1883 il ne se présente encore rien de
particulier de ce côté. D'autre part, M. Reclus nous
dit, au sujet de ses opérées : « Notre première cliente
est amputée depuis six ans de la mamelle droite, depuis trois ans de la mamelle gauche, et il n'y a pas
trace de récidive; la cicatrice est souple et l'aisselle
libre de ganglions. Chez notre deuxième malade, l'un
des deux seins est extirpé depuis *dix-sept mois* et l'autre depuis *un an*, et ici encore la guérison semble devoir être durable. La dame de Montargis amputée depuis *treize mois* par M. Verneuil ne paraît pas non plus
menacée ; enfin l'observation de M. Monod nous montre une femme qui meurt cinq ans après l'opération,
mais d'une congestion cérébrale et sans récidive mammaire ».

Malheureusement, l'anatomie pathologique vient
assombrir le pronostic et nous montrer qu'il faut,
avec le plus grand soin, extirper en entier la glande
et les kystes. Il est certain, comme le dit M. Brissaud,
que ce qui prouve tout en matière de pronostic des
tumeurs, c'est l'état des ganglions. Or, chez les quatre
malades dont les pièces ont été examinées, les ganglions étaient rigoureusement sains. Cela n'empêche
pas qu'il faut tenir grand compte des altérations du
tissu conjonctif dans les organes malades. M. Reclus
nous dit que, jusqu'à présent, on n'a pas trouvé de
masses épithéliales ayant franchi sûrement la membrane d'enveloppe des acini et diffuses au milieu

du tissu conjonctif. Et il ajoute : Si Brissaud reste sur la réserve, Malassez est très affirmatif sur ce point. Mais il nous semble que M. Brissaud ne reste point sur la réserve autant que veut bien le dire M. Reclus. M. Brissaud nous dit, en effet, que si on examine à un fort grossissement un seul lobule, on voit que les acini sont, en quelque sorte, encerclés dans une série de lames cellulo-fibreuses sur lesquelles l'épithélium paraît reposer immédiatement. Et dans les espaces géométriques laissés libres par ces cercles cotangents, sont accumulés des éléments en travail de prolifération. On comprend toute l'importance de ces données qui peuvent faire redouter, en effet, de voir cette affection longtemps bénigne prendre à un certain moment les allures d'un véritable cancer. Pour bien des auteurs même, le carcinome ne serait qu'un épithélioma dont les cellules migreraient dans le tissu conjonctif et s'y creuseraient des cavités séparées les unes des autres par des travées fibreuses, trame alvéolaire du carcinome de Virchow.

Diagnostic. — Une mamelle présentant une dureté particulière, des saillies hémisphériques nombreuses surtout à la périphérie et faisant éprouver aux doigts une sensation telle qu'on la dirait injectée au suif, criblée de grains de plomb, cette mamelle, dis-je, devra être soupçonnée de maladie kystique. Si on examine la seconde mamelle et que celle-ci présente des caractères analogues, on pourra affirmer le diagnostic. Lorsqu'une seule glande est atteinte, on doit se tenir sur la réserve, car il est des tumeurs de la mamelle qui peuvent présenter les caractères que nous avons donnés. Tel est entre autres le fibrome.

Dernièrement M. Terrier opère l'ablation d'un sein atteint d'après lui de maladie kystique ; l'examen montra qu'il s'agissait d'une tumeur purement fibreuse.

Le diagnostic différentiel avec le cancer n'est pas si facile qu'on semblerait le croire au premier abord. Nous avons vu des cliniciens éminents s'y tromper. En parcourant les auteurs nous avons trouvé bien souvent notée la difficulté que l'on éprouve à percevoir la fluctuation dans certains kystes de la mamelle. Velpeau, Brodie, Paget et d'autres citent des cas où l'on a pratiqué l'ablation de la mamelle croyant avoir affaire à une tumeur solide, alors qu'il s'agissait simplement d'un kyste. « La présence d'une cavité volumineuse, dit M. Reclus, et qui dans nos cas a parfois dépassé la grosseur d'un œuf de pigeon, pourrait faire noter la fluctuation parmi les signes de la maladie kystique. Il n'en est rien, et nous avons vu que Broca, Verneuil et Terrier ont toujours cru à une tumeur solide. Pour nous qui examinions la glande avec le parti pris d'y découvrir des kystes, nous n'avons jamais éprouvé pourtant cette sensation de résistance, cette élasticité particulière, ce soulèvement, cette transmission de pression qui révèlent les collections liquides. La trame serrée du tissu qui enveloppe les cavités, la grande distension de la poche sont sans doute la cause de la dureté qui caractérise les grands et les petits kystes.

« Tous les cliniciens, du reste, insistent sur la résistance particulière de ces tumeurs, et Nélaton nous dit qu'on possède plusieurs observations de kystes du sein pris pour des tumeurs squirrheuses ou fibreuses et dont on n'a reconnu la nature qu'au cours de l'opé-

ration. Ce n'est que lorsque la poche, déjà très disten-
due, a pris un grand développement et refoulé les
tissus pour faire saillie sur la peau, que la fluctuation
et même la transparence peuvent être notées. »

Il est vrai que dans la maladie kystique la santé
générale est le plus souvent, pour ne pas dire toujours conservée ; les ganglions restent sains, ou s'ils
sont irrités on s'aperçoit qu'il s'agit d'une simple irritation de voisinage ; les douleurs font défaut le plus
souvent, bien qu'elles aient été signalées dans quelques cas avec les caractères qu'elles affectent dans le
cancer, mais avec moins d'intensité cependant. En
somme, le véritable caractère est dans la bilatéralité.

Cette bilatéralité existe-t-elle toujours ?

Evidemment non, dit M. Reclus, et « nous avons
trouvé dans les auteurs, Velpeau, Paget, Birkett,
Brodie, décrites sous le nom de kystes séreux des
tumeurs très probablement identiques à celles que
nous étudions et où les cavités multiples n'existaient
que dans une mamelle. Dans un des cas de M. Verneuil, la bilatéralité n'est pas absolument évidente,
et M. Pozzi nous signalait un fait de sa pratique où le
même sein nécessita trois opérations pour trois kystes
consécutifs ; or, la seconde mamelle paraît encore
indemne. »

Il est très probable, néanmoins, que la bilatéralité
est beaucoup plus fréquente qu'on ne le croit et
qu'elle n'a été signalée. On porte toute son attention
sur le sein dont se plaint la malade, on examine très
superficiellement le sein du côté opposé et on méconnaît
une seconde lésion qui parfois, quoique moins apparente, peut être plus ancienne que la première. La
seconde observation du mémoire de M. Reclus nous

montre, en effet, qu'il peut en être ainsi. Ou bien encore on examine le sein dont souffre la patiente, on se porte immédiatement à l'autre mamelle, et alors si les lésions ne sont nulle part bien marquées on attribue la sensation de dureté de la glande à une inflammation chronique, on en fait une mastite chronique et on passe outre. Le cas est arrivé, et c'est pour cela que nous nous permettons de signaler cette cause d'erreur de diagnostic.

Nous ne voulons pas, dans cet article, établir le diagnostic différentiel complet de la maladie kystique d'avec toutes les autres affections du sein. Qu'il nous suffise d'avoir indiqué les points principaux qui permettront de différencier du carcinome la maladie qui nous occupe.

Traitement. — Nous avons eu l'occasion d'indiquer, dans la discussion de la maladie, les divers traitements appliqués aux kystes de la mamelle. Les uns sont partisans de la simple ponction après avoir essayé des résolutifs et des révulsifs, d'autres incisent la poche kystique et la bourrent de charpie pour amener la suppuration et finalement la disparition de cette cavité anormale ; on a aussi employé le séton, l'excision, etc.

Velpeau attribue peu de valeur à ces divers moyens et se déclare partisan de la ponction suivie d'injection iodée, tandis que plus tard Billroth déclare que ce mode de traitement lui a été défavorable. Tous ces moyens peuvent réussir lorsqu'il s'agit de s'attaquer à un seul kyste, mais lorsqu'il existe plusieurs kystes cela ne suffit point. D'ailleurs, depuis Cooper jusqu'à Billroth, tous, dans le cas de kystes multiples, conseillent l'extirpation.

A la maladie kystique des mamelles, maladie essentiellement constituée par l'existence de kystes en nombre plus ou moins considérable, quel traitement faut-il donc opposer ?

« Le traitement, dit M. Reclus, nous semble nettement indiqué, et bien que, pendant cinq ans, la lésion du second sein de l'opérée de M. Monod n'ait paru subir aucune aggravation, l'intervention du chirurgien nous paraît de rigueur. Si les kystes seuls s'accroissaient, les malades en seraient quittes pour une mamelle plus ou moins volumineuse, gênante et plus ou moins douloureuse, mais il y a aussi des cavités distendues par des masses épithéliales dont la végétation menace d'infiltrer le tissu péri-acineux et les lacunes lymphatiques. La tumeur deviendrait alors des plus malignes.

« L'extirpation doit être totale. Retrancher de la mamelle la seule partie qui paraît soulevée par une tumeur serait un leurre, car les lésions sont diffuses et des kystes existent jusqu'à la périphérie de la glande. Que l'on se rappelle l'opération de Broca, celle de M. Pozzi : une portion de la mamelle fut enlevée ; au bout d'un an, une autre cavité se distendait rapidement et une nouvelle intervention devenait nécessaire.

« Et la dissection doit être des plus attentives, pour ne pas laisser à la périphérie quelques lobules égarés dont la prolifération épithéliale amènerait l'apparition d'une tumeur nouvelle. Il ne faut pas croire que cette extirpation soit toujours facile. Dans nos deux cas, nous pourrions dire dans nos quatre, puisque quatre glandes ont été amputées, il s'agissait de ces mamelles maigres, étalées au-devant du grand pectoral, sans pannicule graisseux et reliés par des tractus fibreux à la peau dont il est très difficile de la séparer. Comme le remarque M. Verneuil, · de grandes précaution sont nécessaires si l'on veut, sans s'exposer à trouer les téguments, extirper la totalité de la glande.

« Faut-il enlever les deux mamelles à la fois? Ceci est une question de chirurgie générale que nous ne voulons pas trancher ici. L'état de la malade, ses convenances particulières seront à considérer. Nous dirons seulement que les deux extirpations doivent être aussi rapprochées que possible. Ce n'est pas toujours la glande la plus grosse dont les lésions sont les plus avancées ; un gros kyste est moins redoutable qu'une végétation épithéliale petite et sournoise dans son développement.

« Chez notre seconde opérée, la première mamelle était plus grosse, son accroissement plus rapide, pourtant les lésions en étaient plus jeunes et moins redoutables que celles de l'autre mamelle, dont l'évolution paraissait stationnaire. »

Paris. — A. PARENT, imp. de la Fac. de médec., A. DAVY, successeur,
52, rue Madame et rue M.-le-Prince, 14.

9 782019 63799